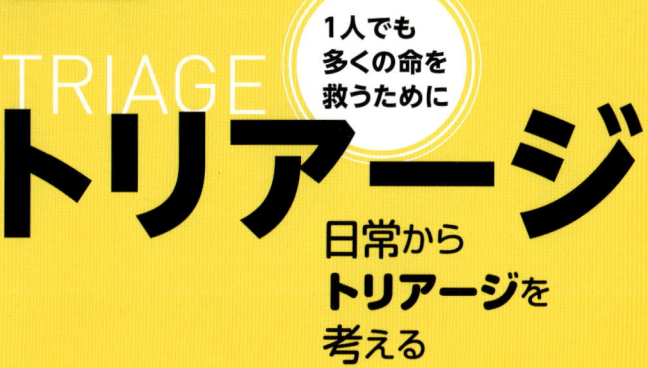

TRIAGE

1人でも多くの命を救うために

トリアージ

日常から**トリアージを**考える

監修
山本保博
鵜飼 卓

編集
二宮宣文
山口孝治

荘道社

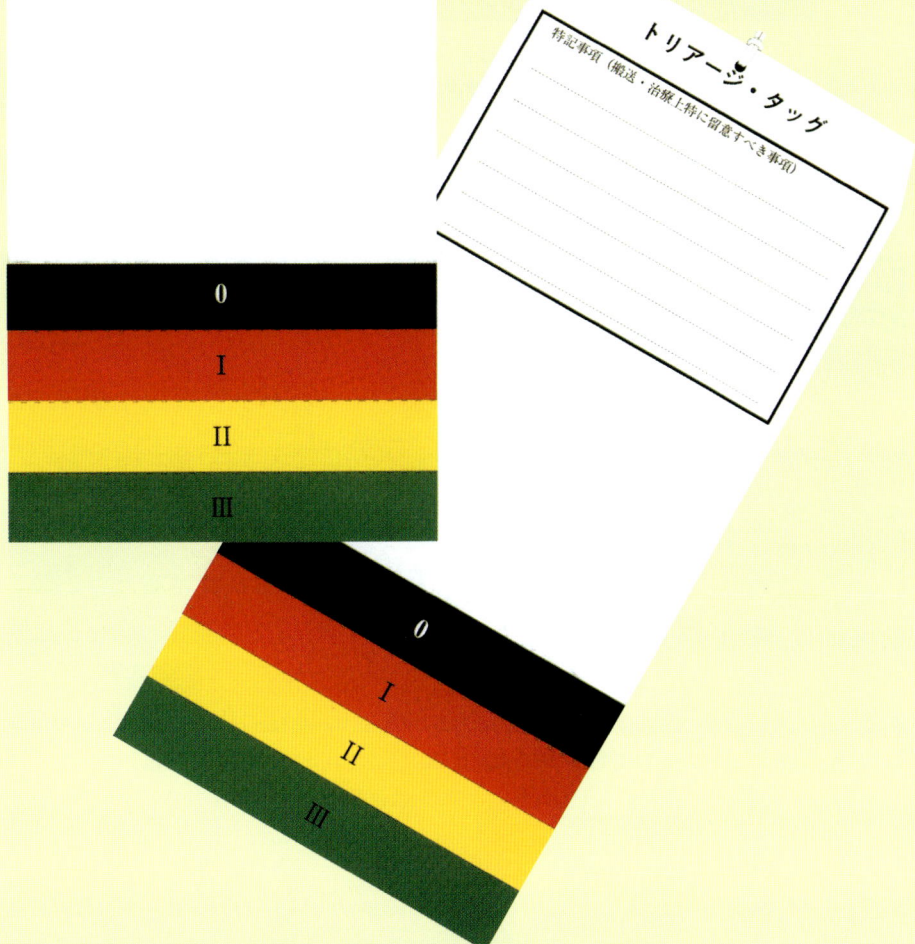

◀ 写真①：トリアージタッグの標準モデル

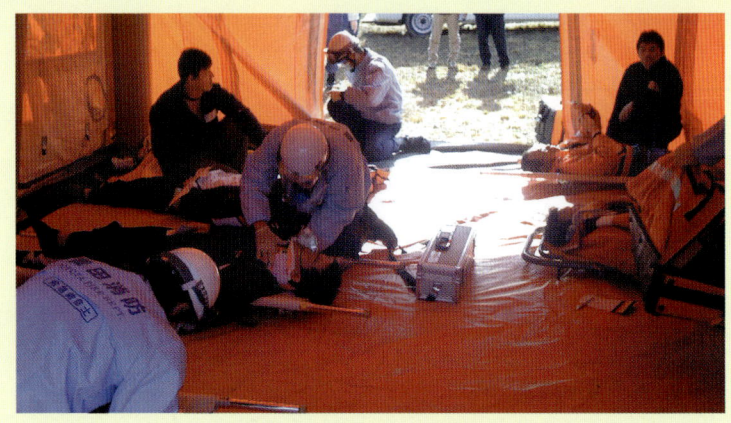

▲ 写真②：シートの素材(橙色)の影響を受けたテントの内部
　　　　　現場救護所の初期運用は救急隊員による(訓練)

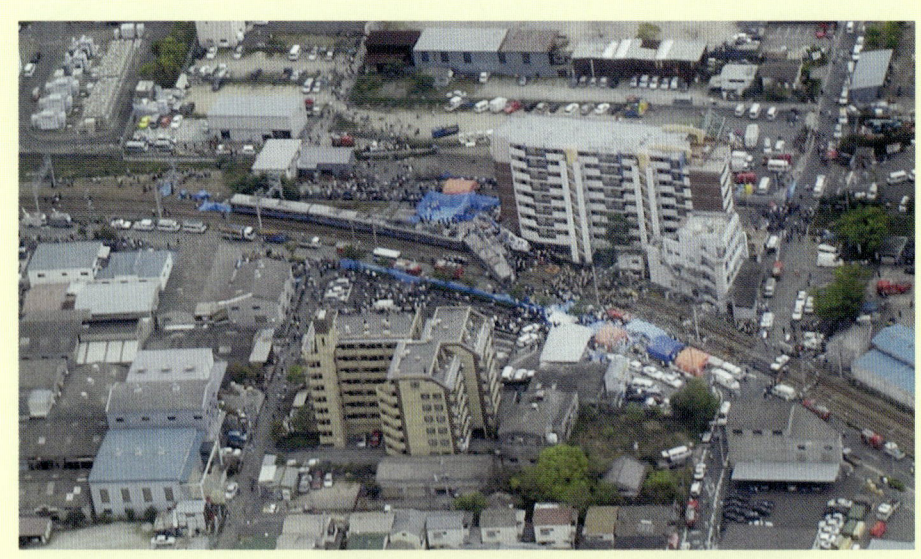

▲ 写真③：JR福知山線脱線列車事故の両側に設置された現場救護所(橙色テント)
　　　　　(写真提供：国土交通省近畿地方整備局)

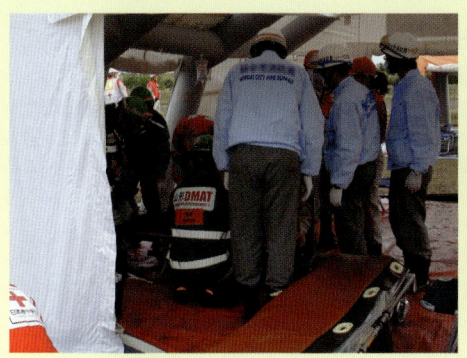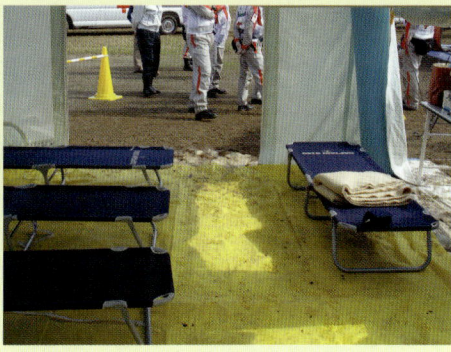

▲ 写真④：パイロンや敷布（シート）によるトリアージ区分の明示（訓練）

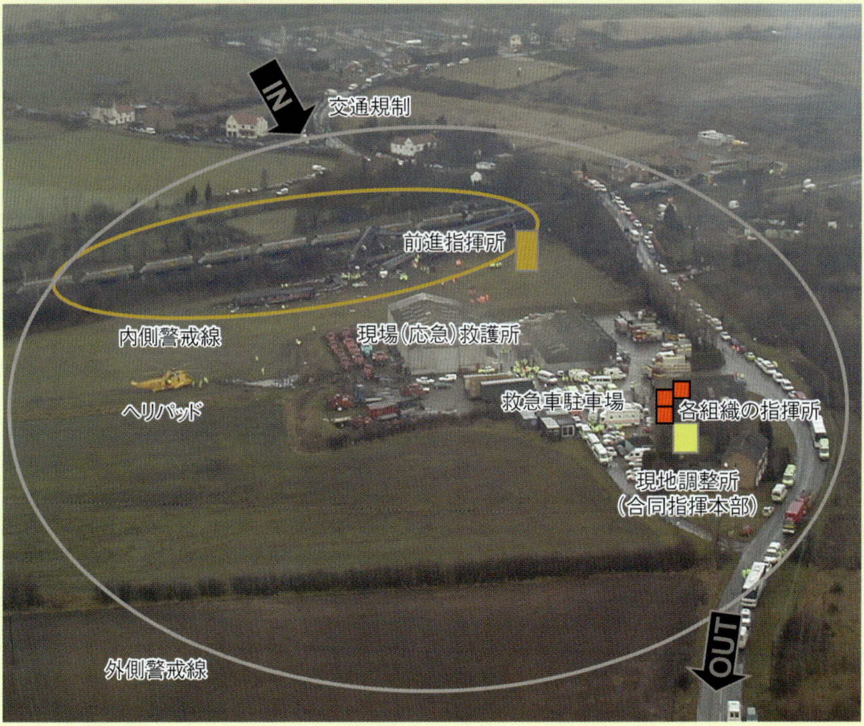

▲ 写真⑤：実際の災害現場と警戒線

（写真提供：Advanced Life Support Group）

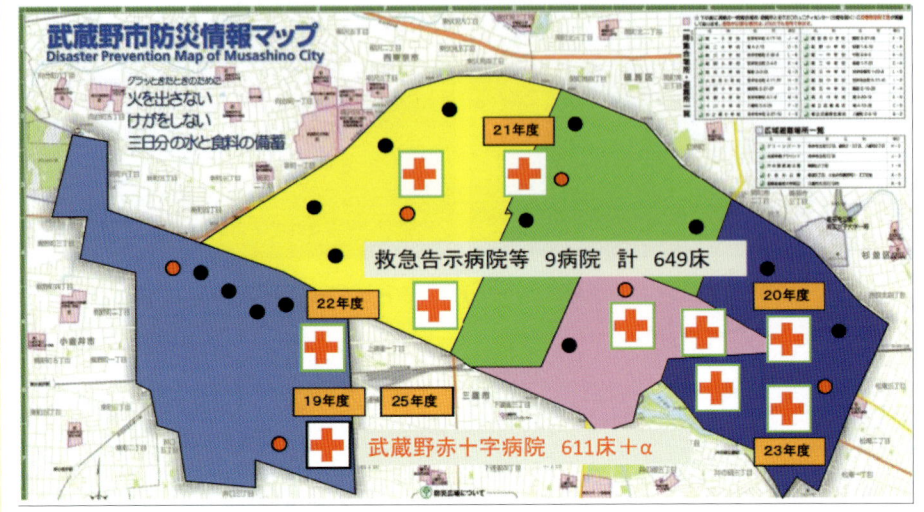

▲ 写真⑥：武蔵野市災害医療体制

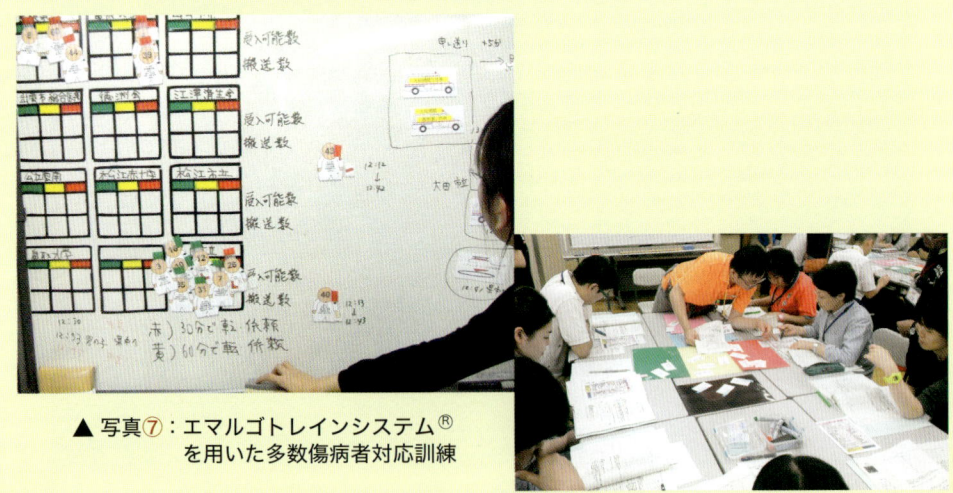

▲ 写真⑦：エマルゴトレインシステム®を用いた多数傷病者対応訓練

▲ 写真⑧：DMAT研修でのトリアージ演習

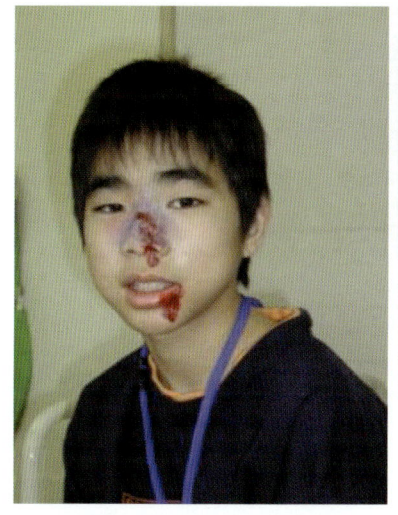
a. 顔面打撲，鼻出血，口腔内出血

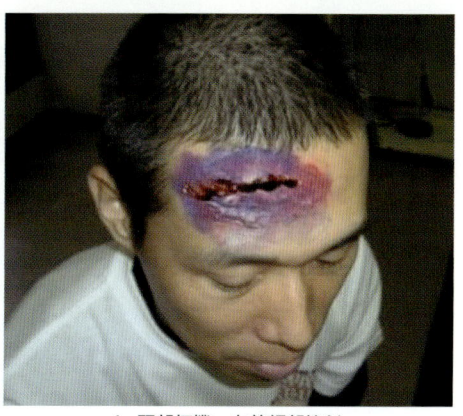
b. 頭部打撲，右前額部挫創

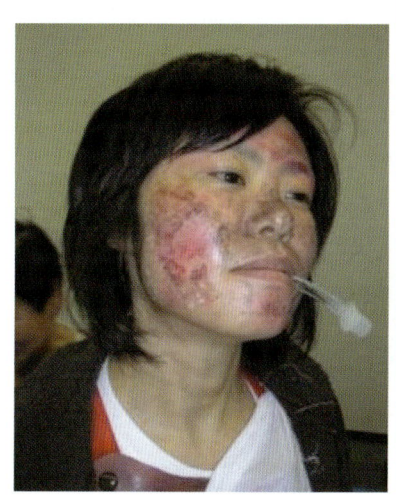
c. 顔面熱傷，気道熱傷

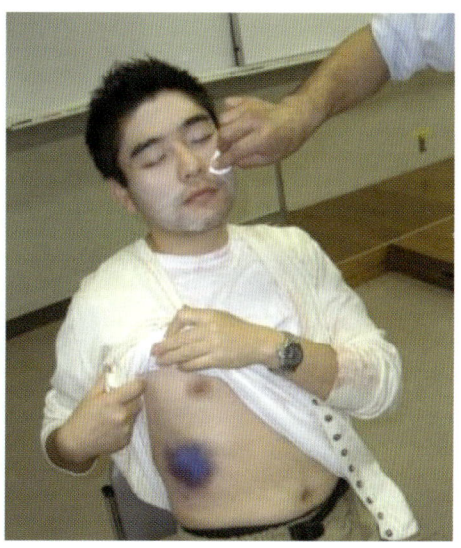
d. メイキャップの様子

▲ 写真⑨：トリアージメイク（ムラージュ）
（写真提供：災害救護訓練における模擬患者研究会）

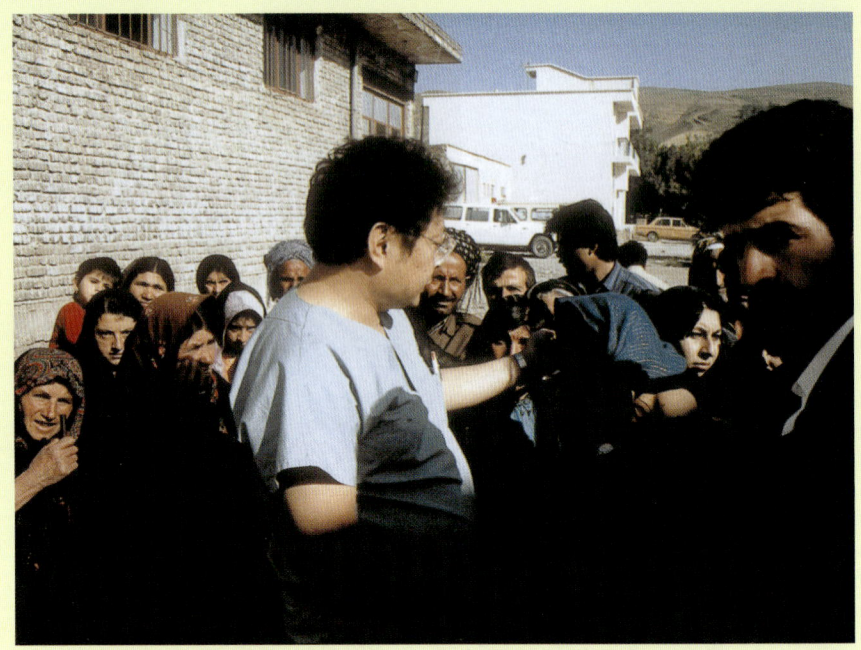

▲ 写真⑩：クルド難民医療でのトリアージ（1991年）――初心忘れるべからず

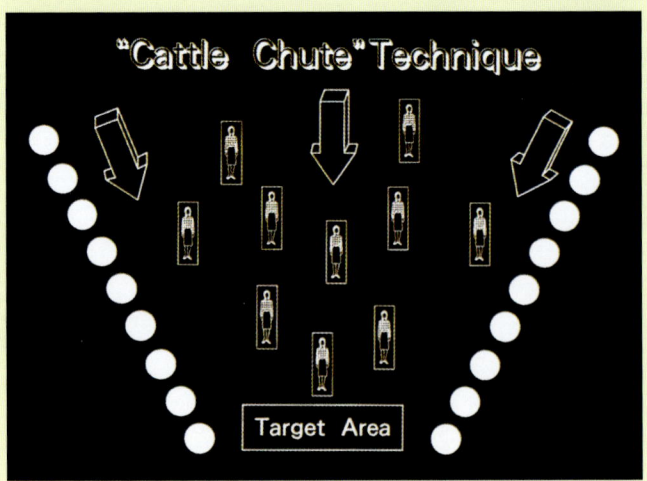

▲ 写真⑪：Cattle Chute Technique

監修のことば

　災害医学のキーワードである「トリアージ」がまとまった文章としてわが国に紹介されたのは，おそらく1985年（昭和60年）に情報開発研究所から刊行された『大災害と救急医療（Disaster Medicine）』［F. M. Burkle Jr, 他（編），青野 允，谷 荘吉，他（訳）］においてであったと思われる。その後，わが国では，北海道南西沖地震（1993年・平成5年）や名古屋空港での中華航空機墜落事故（1994年・平成6年），阪神・淡路大震災（1995年・平成7年），東京地下鉄サリン事件（1995年・平成7年）などの大きな災害が相次ぎ，医療従事者のみならず一般人にも「トリアージ」という言葉が浸透してきた。

　JR福知山線の脱線転覆事故（2005年・平成17年）に際しては，事故現場で救急医によるトリアージが行われたため，遺体の病院への搬送はなく，その故に近隣医療機関への負荷は最小限にとどまり，preventable trauma death（防ぎえた外傷死）の発生は阻止できたと思われた。多数のトリアージタッグも実際に使用された。しかし，のちに，せっかく使用されたこの貴重なトリアージタッグの多くが適切に保存されていなかったことが判明し，また，現場でつけられた黒色タッグの記載が不十分であったために，一部のご遺族から不満の声もあがることとなった。

　一方，阪神・淡路大震災を契機に，わが国の災害医療体制整備は大きく前進し，2005年（平成17年）からDMATの育成コースが始まり，JPTEC，JATEC，MIMMS，MCLSなど，災害時のpreventable deathを減らすのに役立つ標準的な研修コースも各地で開催されるようになった。そして2011年（平成23年）に東日本大震災を経験して，これまでの災害医療システムの枠組みでは十分に対応しきれない課題も明らかになってきた。

　『トリアージ』の初版本は1999年（平成11年）に刊行され，多数の読者にお読みいただいたが，上記の災害医療をとりまく状況の変化に鑑みて，数年前から改訂版の発行が検討されてきた。そして今般，わが国の災害医療

をリードする新進気鋭の先生方にも加わっていただき，改訂というよりは全く新しいテキストとして上梓できることは，監修者にとっても大きな喜びである．

　本書の内容は，トリアージの基本的な概念の解説にとどまらず，トリアージタッグの詳細，災害現場でのトリアージ，搬送トリアージ，病院でのトリアージ，トリアージ訓練，マスギャザリング，化学・生物・核などの特殊災害，トリアージ教育，各種災害医療教育コースでのトリアージの比較，そしてトリアージをめぐる法律上の問題などを詳細に論述するものとなっている．これだけ詳しくトリアージを取りあげた成書はないと自負している．

　日本列島は災害多発国である．首都直下，東海，東南海，南海地震，そして南海トラフの巨大地震がいつ起こっても不思議ではない．地球温暖化の影響か，気候変動に伴う大型台風やゲリラ豪雨の危険性も高まっている．さらに，大型交通事故などの人為的災害はいつどこでも起こるかもしれない．この日本列島に住む以上，誰でもが災害の被災者になりうる．

　本書は，医師，看護師，救急救命士ならびに救急隊員，薬剤師，放射線技師，検査技師などの医療職はもとより，医療や介護・福祉に携わっている方々，行政や一般の防災担当者，さらには医療人をめざす学生にとって，災害医療の基本とトリアージの活用法を学ぶ最適の教科書になり得ると信じる．

2014年4月 吉日

山本　保博
鵜飼　卓

編集のことば

　1995年（平成7年）1月17日に阪神地区を襲った阪神・淡路大震災の教訓から，災害時に役立つトリアージ教育の必要性が生じ，厚生労働省研究班グループの国際災害研究会（認定NPO法人災害人道医療支援会：HuMAの前身）の有志により，4年後の1999年（平成11年）に初版の『トリアージ──その意義と実際』が出版されました。出版当時の日本国内にはトリアージに関するテキストはほとんどなく，災害医療を学ぶうえで座右の書になっていました。それから12年後の2011年（平成23年）3月11日に東北地方を襲った東日本大震災は約20,000人の死者を出す大災害となりました。

　この間に災害により多くの尊い命が失われてしまう事実を鑑み，災害医療体制の再構築が加速度的に進み，災害派遣医療チーム（DMAT），日本医師会災害医療チーム（JMAT），多くのNPO医療チームなどが発足しました。また，知識と技術の普及・向上をめざし，日本集団災害医学会セミナー，DMAT研修会などをはじめとして，現在もなお多くの災害医療研修会が全国各地で活発に開催されています。

　このような時代の流れのなかで，"トリアージ"の文言や"トリアージタッグ"はニュースでも話題となり，われわれの日常生活に近い存在になりつつあります。しかしながら，その本質の理解・周知は決して十分ではなく，災害医療に関わる多くの方々が「トリアージ」について共通した認識をもっているとは言い難い状況であることは否めません。さらに効果的な災害医療の実践のために，使用される用語やトリアージ方法，研修の質に関して，標準化を図る必要性が出てきています。これらのことを踏まえ，今回，災害時に役立つよりニーズにあった"トリアージに関する書籍"を，『1人でも多くの命を救うために　トリアージ──日常からトリアージを考える』と題して，新たに出版することになりました。執筆にあたっては，わが国の災害医療の分野で活躍されている最高峰の先生方にお願いしました。本書は，さまざまな場でのトリアージについて詳述しており，トリア

ージの決定版ともいえる内容構成になっています。ぜひ日常から，災害時に備えるための1冊として本書を手に携え，今後も起こるであろう災害に対して，それぞれの立場で貢献していただければ幸いです。

　2014年　春

二宮　宣文
山口　孝治

◁○ List of Writers（執筆者一覧）○▷

■監修
山本保博　　　一般財団法人救急振興財団会長・医師
鵜飼 卓　　　兵庫県災害医療センター顧問，NPO法人災害人道医療支援会（HuMA）理事

■編集
二宮宣文　　　日本医科大学多摩永山病院救命救急センター特任教授
山口孝治　　　医療法人社団弘仁勝和会ふじよしだ勝和クリニック院長

■執筆者 （執筆順）
山本保博　　　一般財団法人救急振興財団会長・医師
鵜飼 勲　　　兵庫県立西宮病院救命救急センター部長
中尾博之　　　東京大学医学系研究科医学部附属病院災害医療マネジメント部長
丹野克俊　　　札幌医科大学救急医学講座講師
浅井康文　　　医療法人雄心会函館新都市病院名誉院長・理事
喜熨斗智也　　国士舘大学防災・救急救助総合研究所・救急救命士
杉本勝彦　　　国士舘大学体育学部スポーツ医科学科教授
久野将宗　　　日本医科大学多摩永山病院救命救急センター病院講師
森野一真　　　山形県立中央病院副院長 兼 県立救命救急センター副所長
小井土雄一　　独立行政法人国立病院機構災害医療センター臨床研究部長・救命救急センター長
甲斐達朗　　　社会福祉法人恩賜財団大阪府済生会千里病院千里救命救急センター長
中村京太　　　横浜市立大学医学部救急医学准教授
森村尚登　　　横浜市立大学大学院医学研究科救急医学教授
京極多歌子　　社会福祉法人恩賜財団大阪府済生会千里病院看護師長
山﨑達枝　　　東京医科大学医学部看護学科准教授
高桑大介　　　武蔵野赤十字病院事務部医療連携課長
鈴木健介　　　日本医科大学多摩永山病院救命救急センター・救急救命士

山口孝治	医療法人社団弘仁勝和会ふじよしだ勝和クリニック院長
大友康裕	東京医科歯科大学大学院医歯学総合研究科救急災害医学分野教授
前川和彦	医療法人社団青虎会ツル虎ノ門外科・リハビリテーション病院長
小早川義貴	独立行政法人国立病院機構災害医療センター臨床研究部政策医療企画研究室
近藤久禎	独立行政法人国立病院機構災害医療センター臨床研究部政策医療企画研究室長
佐藤栄一	JA長野厚生連佐久総合病院佐久医療センター救命救急センター医長
伊東和雄	有限会社マスターワークス代表取締役
二宮宣文	日本医科大学多摩永山病院救命救急センター特任教授
東岡宏明	独立行政法人労働者健康福祉機構関東労災病院救急総合診療科部長
永井幸寿	アンサー法律事務所所長・弁護士

Contents（目次）

Chapter I　トリアージ — 1

- A　災害医療と災害サイクル …… 山本保博　2
- B　災害医療とトリアージ …… 山本保博　3
  - 【1】災害の種類と集団災害　3
- C　トリアージの概念 …… 鵜飼勲・中尾博之　6
  - 【1】トリアージの由来　6
  - 【2】トリアージの歴史　7
  - 【3】トリアージの概念　8
  - 【4】トリアージの定義　9
- D　トリアージの原則 …… 丹野克俊・浅井康文　10
- E　トリアージの意義 …… 丹野克俊・浅井康文　11
- F　トリアージオフィサー …… 中尾博之　12
  - 【1】トリアージオフィサーの役割　12
  - 【2】トリアージオフィサーの責任範囲と任命適応　13
- G　トリアージの評価 …… 中尾博之　15
  - 【1】トリアージの評価に及ぼす項目　15
  - 【2】トリアージの評価方法　16

Chapter II　トリアージタッグ — 19

- A　トリアージタッグの機能 …… 喜熨斗智也・杉本勝彦　20
  - 【1】トリアージタッグの機能　20
- B　トリアージタッグの種類 …… 喜熨斗智也・杉本勝彦　23
- C　トリアージタッグの記載方法 …… 久野将宗　35
  - 【1】トリアージタッグの記載要領　35
  - 【2】トリアージタッグの記載例　41
  - 【3】トリアージタッグの装着について　41
  - 【4】トリアージタッグの記録の保存方法について　44

【5】トリアージタッグの記録の追記と変更 …………………………………… 44
　　【6】トリアージタッグの記載上の問題点 ……………………………………… 44

Chapter III　現場トリアージ　　　　　　　　　　　　　47

A　現場におけるトリアージ ………………………………… 森野一真　48
　　【1】現場救護所の定義 …………………………………………………………… 48
　　【2】現場救護所の目的と役割 …………………………………………………… 48
　　【3】現場救護所の設置 …………………………………………………………… 49
B　現場トリアージの実際 …………………………………… 小井土雄一　54
　　【1】現場トリアージの意義 ……………………………………………………… 55
　　【2】トリアージの方法 …………………………………………………………… 55
　　　　1）トリアージ標準化の理由　55
　　　　2）標準トリアージの方法　56
　　【3】現場トリアージ実施者 ……………………………………………………… 67
　　【4】現場におけるトリアージを行う場所 ……………………………………… 67
　　【5】トリアージ方法の選択 ……………………………………………………… 69
　　【6】トリアージタッグの複写部分の活用 ……………………………………… 70
　　【7】小児傷病者のトリアージ …………………………………………………… 70

Chapter IV　搬送トリアージ　　　　　　　　　　 甲斐達朗　73

A　搬送時のトリアージ …………………………………………………………… 74
B　搬送体制および搬送手段 ……………………………………………………… 76
C　搬送トリアージの実際 ………………………………………………………… 79

Chapter V　病院でのトリアージ　　　　　　　　　　　　83

A　病院でのトリアージの目的と概念 ……………………… 中村京太・森村尚登　84
　　【1】目的 …………………………………………………………………………… 84
　　【2】概念 …………………………………………………………………………… 85
B　病院でトリアージを行う傷病者 ………………………… 中村京太・森村尚登　85
　　【1】来院傷病者 …………………………………………………………………… 85
　　【2】転送・広域医療搬送が必要な傷病者 ……………………………………… 87

Contents（目次）

　　【3】手術適応の傷病者 …………………………………………… 88
　　【4】入院適応の傷病者 …………………………………………… 89
　　【5】入院中・治療中の患者 ……………………………………… 90
C 病院でトリアージを行うための準備 ……………… 京極多歌子 91
　　【1】準備の目的と考え方 ………………………………………… 91
　　【2】事前準備 ……………………………………………………… 91
　　【3】発災後の準備 ………………………………………………… 92
　　　　1）搬送車の動線　92
　　　　2）傷病者の受け入れと誘導　93
　　　　3）傷病者の基本情報収集と取り扱い　93
　　　　4）人員配置と資器材の確保　93
D 病院でのトリアージ ………………………………… 京極多歌子 94
E 病院でのトリアージの実際 ………………………… 山﨑達枝 95
　　【1】病院玄関（入り口）での来院者受け入れ管理 ………………… 96
　　【2】トリアージエリア（ポスト）の立ち上げ ……………………… 97
　　【3】トリアージの実施 …………………………………………… 98
　　【4】入院患者（傷病者）への対応 ………………………………… 99
　　【5】人員配置について …………………………………………… 99

Chapter Ⅵ 防災訓練におけるトリアージ ── 高桑大介 103

A トリアージの概念と実践 ……………………………………………… 104
B 災害医療における地域連携について ………………………………… 106
C トリアージ訓練の実際 ………………………………………………… 109
D トリアージは災害医療のすべてではない …………………………… 111
E 市民によるトリアージと応急手当 …………………………………… 112
F 飯田市における体制整備と訓練の見学 ……………………………… 113
G 防災訓練での体制構築と地域防災計画への反映 …………………… 115

Chapter Ⅶ 集客イベントにおけるトリアージ ── 鈴木健介・山口孝治 117

A 集客イベント救護体制の特徴 ………………………………………… 118
B 集客イベント救護体制の要件と現状 ………………………………… 119
　　【1】サッカー大会 ………………………………………………… 121

【2】マラソン大会 ……………………………………………… 121
　　【3】プロ野球球場 ……………………………………………… 122
　　【4】万国博覧会 ………………………………………………… 123
　　【5】お祭りなどのイベント …………………………………… 123
　　【6】冬季オリンピック ………………………………………… 124
　　【7】モータースポーツイベント ……………………………… 124
　　【8】野外コンサートイベント ………………………………… 125
　C　集客イベント救護過程とトリアージの基本的な考え方 ……… 127
　　【1】事故災害発生現場からSCUまでの傷病者管理 ………… 129
　　【2】傷病者集積エリアにおけるトリアージ ………………… 129
　　　　1）マスギャザリングの状況や症状を確認する　129
　　　　2）事故災害状況や症状により被災傷病者を分類する　129
　　　　3）救護所への移送順位を決定する　130
　　【3】救護所におけるトリアージ ……………………………… 132
　　【4】会場外医療機関への搬送拠点(SCU)におけるトリアージ ……… 134

Chapter Ⅷ　特殊災害におけるトリアージ　　　137

　A　CBRNEテロ・災害におけるトリアージ ……………… 大友康裕　138
　　【1】CBRNEテロ・災害の医療対応における重要概念 ……… 138
　　　　1）DDABCDE　138
　　【2】ウォームゾーン・コールドゾーン ……………………… 139
　　　　1）CBRNEテロ・災害への医療対応の脆弱性　139
　　　　2）救急医療機関に求められる原因物質によらない診療体制の整備　141
　　【3】NBCテロ対応院内体制・診療手順の確立 ……………… 142
　　【4】除染前トリアージ(PreDECON Triage) ………………… 144
　　　　1）目的・ポイント　144
　　　　2）具体的手順　144
　　【5】除染後トリアージ(PostDECON Triage) ……………… 147
　　　　1）目的・ポイント　147
　　　　2）具体的手順　147
　　【6】ゾーニング・傷病者動線 ………………………………… 148
　　　　1）目的・ポイント　149
　　【7】CBRNEテロ・災害現場における除染の問題点 ………… 151

B 核・放射線緊急事態におけるトリアージ ……………………… 前川和彦 152
　【1】核・放射線緊急事態時のトリアージの原則と問題点 ……………… 153
　【2】現場トリアージ …………………………………………………………… 155
　　　1）DTの対象となる傷病者　155
　　　2）DTの対象とならなかった人のトリアージ　156
　【3】病院でのトリアージ ……………………………………………………… 157
　　　1）病院トリアージの原則　157
　　　2）病院トリアージの目標　158

Chapter IX　トリアージの教育・訓練方法　　　163

A　トリアージ教育の意義 ……………………… 小早川義貴・近藤久禎・小井土雄一 164
B　トリアージ教育の対象 ……………………… 小早川義貴・近藤久禎・小井土雄一 165
　【1】消防 ………………………………………………………………………… 165
　【2】警察 ………………………………………………………………………… 165
　【3】医師・看護師 ……………………………………………………………… 165
　【4】一般市民 …………………………………………………………………… 166
C　トリアージ教育の方法 ……………………… 小早川義貴・近藤久禎・小井土雄一 166
　【1】成人教育 …………………………………………………………………… 166
　【2】Instructional System Development（ISD） ……………………… 167
　　　1）Analysis（分析）　167
　　　2）Design（設計）　168
　　　3）Development（開発）　172
　　　4）Implementation（実施）　173
　　　5）Evaluation（評価）　173
D　トリアージ教育研修コースの実例 ……… 小早川義貴・近藤久禎・小井土雄一 175
　【1】標準化されたコース・研修 ……………………………………………… 175
　　　1）日本DMAT研修　175
　　　2）多数傷病者への対応標準化コース
　　　　（Mass Casualty Life Support：MCLS）　176
　　　3）緊急度判定支援システムコース
　　　　（Japan Triage and Acuity Scale：JTAS）　176
　　　4）日本集団災害医学会セミナー　177
　【2】地域における災害医療研修・訓練の実例 ……………………………… 177
　　　1）島根県立中央病院　177
　　　2）飯舘村多数傷病者対応訓練　179

E　トリアージ教育研修のあり方 ……… 小早川義貴・近藤久禎・小井土雄一 180
　　F　トリアージ教育・訓練の実際 ……………………………………… 181
　　　　【1】トリアージ訓練における模擬患者 …………………… 佐藤栄一 181
　　　　　　1）模擬患者とは　182
　　　　　　2）経緯　182
　　　　　　3）効果と課題　183
　　　　　　4）模擬患者が参加するトリアージ訓練の準備および運用上の留意点　183
　　　　　　5）トリアージメイク（ムラージュ）について　186
　　　　　　6）今後について　188
　　　　【2】トリアージ実技演習におけるインストラクター ………… 伊東和雄 188
　　　　　　1）プレゼンテーションとは　189
　　　　　　2）プレゼンテーションに不可欠なもの　189
　　　　　　3）実技演習のインストラクション　189
　　　　　　4）指導中の褒め方　193
　　G　トリアージ教育の今後 ………………………………… 二宮宣文 193
　　　　【1】消防職員へのトリアージ教育 ………………………………… 194
　　　　【2】災害医療支援専従者へのトリアージ教育 …………………… 194
　　　　【3】病院での災害トリアージ教育 ………………………………… 194
　　　　【4】病院での救急トリアージ教育 ………………………………… 195
　　　　【5】トリアージ教育の今後 ………………………………………… 195

Chapter X　各種災害教育コースにおけるトリアージ方法の相違点と総合性　　　東岡宏明 197

　A　日本DMAT隊員養成研修におけるトリアージ方法について ……… 198
　B　MIMMSにおけるトリアージ方法について ……………………… 201
　C　日本集団災害医学会セミナー（JADMS）における
　　　トリアージ方法について ……………………………………………… 203
　D　今後の方向性について ………………………………………………… 206

Chapter XI　災害医療におけるトリアージの法律上の問題と対策　　　永井幸寿 207

　A　トリアージにおける医療関係者の責任 …………………………… 208
　　　【1】トリアージの過誤 ………………………………………………… 209
　　　【2】よきサマリア人の法理 …………………………………………… 209

Contents（目次）

- 【3】民事責任 …………………………………………… 210
  - 1）過失責任　210
  - 2）緊急事務管理　211
- 【4】刑事責任 …………………………………………… 212
  - 1）保護責任者遺棄，業務上過失致死傷罪　212
  - 2）正当行為，緊急避難　212
- 【5】小括 ………………………………………………… 213
- B　トリアージの実施主体 …………………………………… 213
  - 【1】救急隊員，消防職員，救急救命士，看護師 ……… 213
  - 【2】医療行為 …………………………………………… 214
  - 【3】解釈による救済 …………………………………… 214
- C　国の見解 …………………………………………………… 216
- D　問題点 ……………………………………………………… 216
  - 【1】保護規定等の不存在 ……………………………… 216
  - 【2】実際の取り扱い …………………………………… 216
  - 【3】法律問題のもたらす影響 ………………………… 217
  - 【4】大野病院事件 ……………………………………… 217
- E　提言 ………………………………………………………… 218
  - 【1】問題点 ……………………………………………… 218
  - 【2】活動 ………………………………………………… 219
    - 1）法律家の反応　219
    - 2）トリアージ研究会　219
    - 3）立法提案　219
    - 4）法案の説明　221
    - 5）具体的な立法化　222
    - 6）今後について　223

索引 ……………………………………………………………… 225

Chapter I

トリアージ

Chapter I

YAMAMOTO yasuhiro
UKAI isao
NAKAO hiroyuki
TANNO katsutoshi
ASAI yasufumi

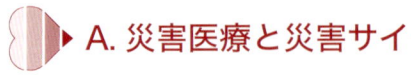

A. 災害医療と災害サイクル

　災害は進歩するという言葉があるが，まさに最近の災害は，社会の進歩に伴い，多様化・多発化・世界的拡散・深刻化の道をたどっている。その理由には気象の温暖化，地震の活発化，都市・交通の過密化などがあげられる。こうした背景からも，現代社会は常に災害の危機に直面していると言っても過言ではない。

　災害医療では，発災後最初の2〜3日を救出救助期あるいは救急医療期，1週間くらいの間を急性期と呼び，外傷を中心とした外科系疾患が多い。次の2〜3週間は亜急性期と呼び，持病の悪化や感染症の発症など内科系疾患が多くなってくる。この亜急性期後期の急性後遺症期に移ると，精神疾患のPTSD（心的外傷後ストレス障害）が発症してくる。

　そして発災後1〜2か月になると慢性後遺症を中心とした慢性期となり，その後リハビリテーション期へと移行していくのである。この期間は2〜3年にも及ぶ。災害医療という概念は，通常このようなサイクルで周期的に繰り返していく。また，災害医療は図1のように，数週間とか数か月という単位ではなく，リハビリテーション期を含めると数年にわたると言われている。

　こうした状況のなかで，災害援助を考える場合，発災直後の急性期である救急医療のみが注目を浴びがちであるが，災害援助では災害全体を考えた災害サイクルという概念を理解し，念頭におきながら対処する必要があるだろう。

　また，災害サイクルでは，普通，外傷などの重症者のことだけを考えやすいが，同時に重要なのが，被災者の集まる避難所の医療であることを忘れてはならない。インフルエンザ，呼吸器感染症や慢性疾患の急性増悪，特に集団生活における結核の発症に関しては，十分な注意を払う必要がある。開発途上国の災害では，結核や肝炎，赤痢，コレラの流行なども報告されている。

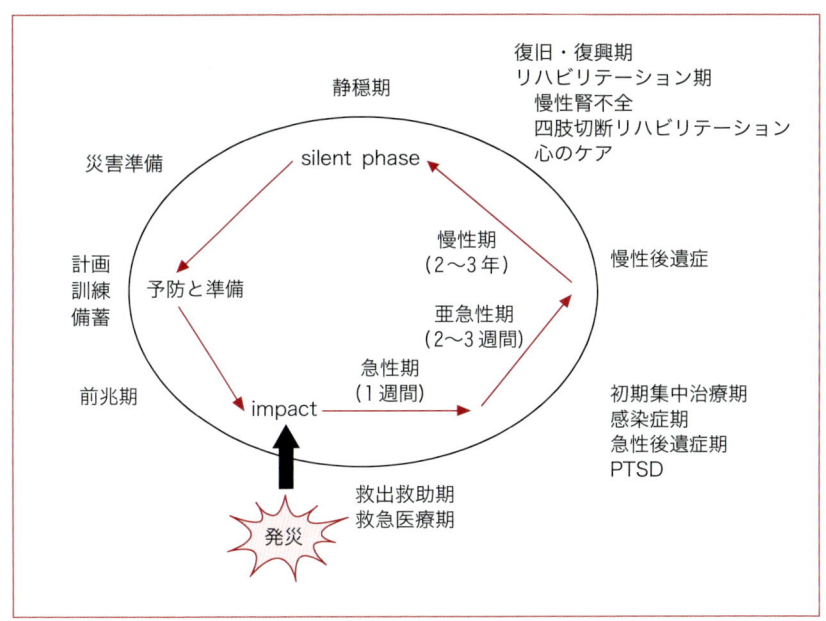

図1　災害サイクルからみた災害医療

　災害はどれも独立したもののように捉えられているが，重要な類似点がある．それを理解すれば，災害医療活動は限られた人的・物的資源のなかでも最大限の効果を上げることができると言える．

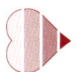 B. 災害医療とトリアージ

【1】災害の種類と集団災害

　災害の種類は，大きく分けると自然災害，人為災害，特殊災害に分類できる（図2）．また，災害の定義については諸説あるが，Gunn[1]によれば「人と環境との生態学的な関係における広範な破壊の結果，被災社会がそれ

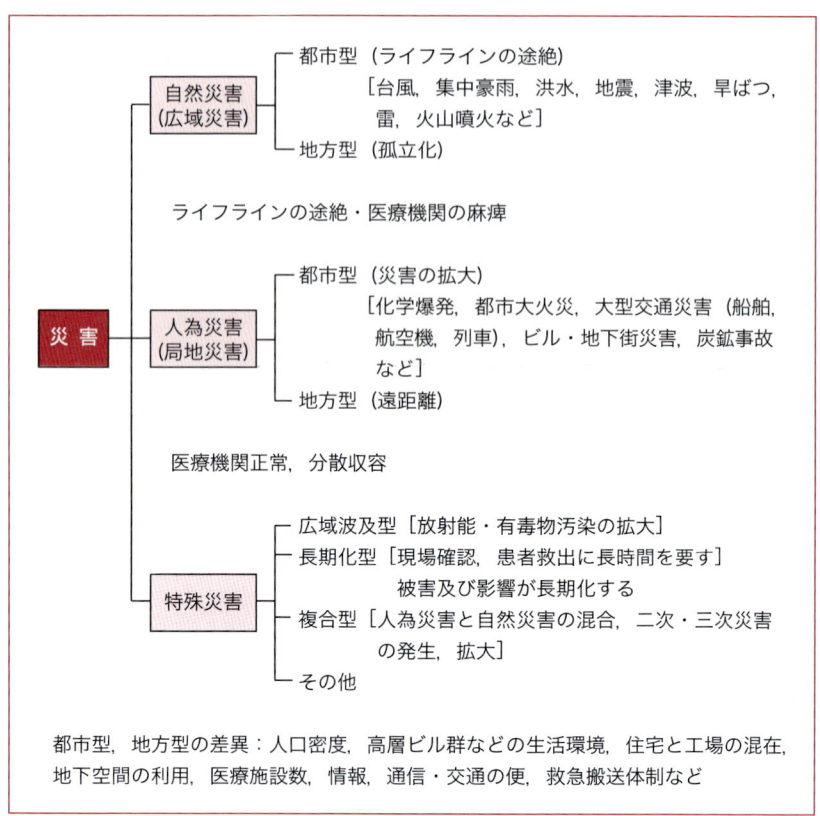

図2　災害の分類

(高橋有二：災害処理の原則と防災計画．救急医学 12：1745-1752, 1991年より一部改変)

と対応するのに非常な努力を要し，非被災地域からの援助を必要とするほどの規模で生じた深刻かつ急激な出来事」となっている．

(1) 自然災害

　自然災害は短期型と長期型の2つに分けることができる．

　短期型自然災害の場合は，初期には傷病者の外科的な疾患が内科的疾患より非常に多いという特徴がある．これには地震，高潮あるいは津波や火山噴火，台風などがあり，大部分の傷病者は発災後1週間程度でめどがつ

き救急医療期は終了する．これに対し，大規模洪水や干ばつ，疫病などの長期的自然災害の場合には，内科的疾患が外科的疾患より圧倒的に多いという特徴がみられる．

また，2011年（平成23年）に起こったタイでの大規模洪水は，地域周辺のみでなく，タイに進出している外国資本企業に対しても多大のダメージを与え，遠く離れたわが国でも国内企業の部品供給網に大きな影響が生じた．このように自然災害が世界的に，経済に深刻な被害をもたらす例も多くなっている．

(2) 人為災害

人為災害は，戦争・紛争型と工場・産業型の2つに分けられる．戦争・紛争型は人を殺傷するのが目的のため，都市におけるテロや一般市民の巻き添えが非常に問題になってくる．特に戦火によって本来の居住地を追われた多数の避難民，被災民，難民などの問題は，人々の基本的ニーズ（衣，食，住，医療，公衆衛生）が急激に失われる状況であるため，迅速な救護を必要とする．しかし，近年の民族・部族紛争に際してしばしばみられるように，救援活動も妨害されることが少なくないので，人道的救援活動が容易ではなく，complex emergencies と呼ばれている．また，工場・産業型は，交通事故や工場の爆発事故，航空機事故などその他の大事故を含み，最近は災害そのものが非常に多様化してきているため，その背景についても種々議論されている．交通の過密化や人口の過密化，建物の高層化や住宅と工場の混在化，地下空間の利用など，災害医療の面では災害の多様化という点から今後，問題視すべきことが多くなってきている．

(3) 特殊災害

特殊災害については，いろいろな考え方がある．本来局所的である人為災害が広域化したもの，例えば，東日本大震災における福島第一原子力発電所事故，ノルウェーのタンカー座礁による海洋汚染のように，人為災害でありながら広域災害化したものや，台風による豪雨と森林伐採による自然破壊があいまって引き起こされた泥流災害のような複合型災害が含まれ

る。最近はこのように分類しにくい災害が発生する傾向にある。

　災害とは，災害の定義でいう「広範囲な破壊」から想像できるように，多数の自治体に被害が及んでいるのが一般的である。つまり，集団災害であり，多数の人たちが同時に負傷もしくは死亡するような大きな事故や災害を指し，その規模や傷病者数から通常の地域内の救急体制では対処できずに広域からの支援を必要とするのである。こうした集団災害が発生した場合，災害の規模によって傷病者の救護活動，応急処置および搬送などのために広域かつ多方面の人的資源の動員が組織化されなければならない。この場合，限られた人的・物的資源の状況下で最大多数の傷病者に最善の医療を施すために，救命可能な傷病者を先ず選定し治療していくが，傷病者の数が多いほど短時間のうちに判定することが重要である。これがトリアージであり，トリアージの際に使うタッグをトリアージタッグと呼ぶ。

【引用文献】
1) SW A Gunn：Multilingual Dictionary of Disaster Medicine. Medicine, Kluwer Academic Publishers, 1990
2) 高橋有二：災害処理の原則と防災計画. 救急医学 12：1745-1753, 1991

（山本保博）

C. トリアージの概念

【1】トリアージの由来

　英語圏でもすでに定着しているトリアージ（Triage）の語源をたどると，フランス語の trier（選り分ける，分別する）の名詞型であることがわかる。さらにたどると，ラテン語の Tria + eur ＝ "3 つに砕く" にたどりつく。フランスでは元来，ワインに用いられるブドウや，羊毛，コーヒー豆の選別などの際に使われていた言葉らしい。これらも含めて，一般に物を選別

する際には3段階にクラス分けするのが自然であったことから,「Triage」という言葉が一般化し,3段階以外でも用いられるようになったと考えられている。この流れは,日本においても,「上・中・下」「松・竹・梅」「甲・乙・丙」と3段階評価が用いられやすいことから,容易に理解できる。

医療において,患者を選別する,もしくは効率よく診療するためにグループ分けする,という発想は,ナポレオン時代のヨーロッパの戦術の一環として始まったとされるが,どうやらもっと複雑な時代背景が絡んでいる。

【2】トリアージの歴史

医療的なトリアージの概念の基礎は,18世紀から19世紀にかけて,フランス革命からクリミア戦争へと続く,混沌としたヨーロッパ全体の戦争の時代に育っていった。それ以前は,戦争における医療処置は身分の高い将校だけを対象としており,納税できない市民を主体とした傭兵は,けがを負うとそのまま戦場に放置されたという。ところが1789年のフランス革命を契機とした平等主義,博愛主義の発達の結果,戦場での将校以外の負傷者対応という,新たな大量の医療需要が出現した。さらに,ナポレオンの軍医Larreyらが戦場での傷病者搬出システムを構築し,治療すれば戦場に復帰できる兵卒なのか,後送すべきなのかを判断する,一種のトリアージを行った。兵卒の補充がきかないエジプトやロシアへの大規模な遠征もまた,効率的なトリアージを促す一因となった。加えて,Dr. Larreyは敵味方の区別なく負傷者に関心をもった博愛主義の医師であったという。戦力維持策の一環として発達したトリアージは,20世紀まで同じ概念で広がっていった。旧日本陸軍の用いた「死亡,失神,仮死」に分類する傷票も,一種のトリアージタッグである。

戦場以外での医療におけるトリアージの概念は,1846年にイギリスの外科医John Wilsonらが軽症者と重症者が入り交じる救急室で優先順位をつけた診療を導入したことに端を発したとされる。わが国でも,医療需給バランスが注目されるようになったこの20年の間に,外来トリアージの導入が進んできている。

【3】トリアージの概念

　大事故災害は，一般的に傷病者が短時間のうちに大量に発生する状況を意味する。医療はもともとキャパシティーに余裕がないので，傷病者がかたまって発生しただけでも平時のレベルを供給し続けることはできないし，ましてや，医療システム側にもダメージが生じる地震や水害などの大規模災害においては，提供できる医療の物量がさらに制限を受ける。したがって，平時と同様に目の前にいる傷病者に順に対応していくという方法論では順番待ちが生じ，その順番待ちの間に緊急度・重症度の高い傷病者の病状はさらに悪化する。これが Preventable Disaster Death（防ぎえた災害死）が生じる状況である。災害の内容，地理的条件，環境，自然条件など，さまざまな要因が働くなかで，相対的・絶対的に不足する医療のパフォーマンスを最大限に発揮するために，そして，Preventable Disaster Death を極力減らすためには，必要最小限の安定化の処置を，最も必要な傷病者に対して効率よく施していくためのシステムが必要である。このシステム，手順の入り口，すなわち処置や搬送などの手順を最も必要としている傷病者を選出する作業を「トリアージ」と呼ぶ。災害医療は 3 Ts（＝TTT）と称され，古典的に「Triage」「Treatment（治療）」「Transport（搬送）」によって構成される。トリアージは，この TTT の入り口にあたる。

　実際のトリアージ法は，正確性と迅速性という相反するテーマの両立，またはバランスをとるために，さまざまな工夫がなされている。迅速性を発揮するためのトリアージでも，精度が低ければ容易に Preventable Death を生じ，一方，正確性を期するために時間をかけすぎてしまえば，待機中の傷病者に Preventable Death が生じる。さまざまな標準化をめざしたトリアージ法が提唱されているが，多くの方法は 2 種類のトリアージ法を組み合わせており，状況に応じてそれらを使い分けることにより，迅速性に重点をおく場合，正確性に重点をおく場合，それぞれに対応できる。

災害におけるトリアージの概念の普及に伴い，一般診療の順番待ちにも専用のトリアージを導入する医療機関が増加してきた。特に軽症者から重症者までが入り交じって順番待ちをしているER部門や小児科救急の領域で，トリアージナースが緊急度の高い患者を効率よくピックアップし優先的に診察するスタイルが普及している。

災害で用いるトリアージに際しては，標準化した基準で選別するのが望ましく，わが国では標準トリアージタッグが使用される。タッグの識別は4色4段階で，治療の優先度から（Ⅰ）赤，（Ⅱ）黄，（Ⅲ）緑，（0）黒が用いられている**（表1）**。

表1　トリアージによる優先順位のカテゴリー

識別色	区分	傷病の状態の目安
赤	Ⅰ	迅速な救命処置を必要とする傷病者
黄	Ⅱ	赤(区分Ⅰ)の後の外科的処置や救急処置が許容される傷病者
緑	Ⅲ	赤(区分Ⅰ)および黄(区分Ⅱ)の後の処置が許容され，軽微な処置で対応可能または処置不要の傷病者
黒	0	呼吸停止，心停止

〔日本集団災害医学会(監)，日本集団災害医学会DMAT編集委員会(編)，日本救急医学会(編集協力)：DMAT標準テキスト．p.42，へるす出版，2011年より〕

【4】トリアージの定義

トリアージとは，限られた人的・物的資源の状況下で，最大多数の傷病者に最善の治療を施すため，傷病者の緊急度と重症度により治療優先度を決めることである。日本救急医学会の定義では「災害時発生現場等において多数の傷病者が同時に発生した場合，傷病者の緊急度や重症度に応じて適切な処置や搬送をおこなうために傷病者の治療優先順位を決定すること」とされる。

（鵜飼　勲・中尾博之）

▶ D. トリアージの原則

　最大多数に対する最大幸福（Do the greatest good for the greatest number）を達成するために行うことを原則とする。また，生命は四肢に優先し，四肢は機能に優先し，機能は美容に優先する。これらを実行するためにいかに知恵を絞るかが問われる。

　災害現場においては，
- 生存の見込みのある傷病者をどのようにして優先的に救出するか
- 多数の傷病者が救出されてくるなかで優先的治療が必要なのは誰か
- 重症傷病者に囲まれるなかで誰に治療を行えばよいのか
- 救急車へは誰をまず乗せるべきか
- 病院外来でトリアージした後はどこに行けばよいか決められているか
- 既存患者を含め集中治療室をどのように管理すべきか
- 手術はどうしようか

などなど，医療資源やスタッフ数が限られるなかで，どうすれば多くの人が助かるかを常に考えなければならない。

　トリアージを行う状況においては，トリアージオフィサーの決定に従い，短時間にできるだけ多くの傷病者に対応できるよう，他の医療スタッフは活動しなければならない。トリアージオフィサーは，トリアージミスを過度に意識する必要はない。災害時において100％の正解はありえない。多数の傷病者をふるい分けるための初期トリアージほど短時間で行える半面，腹部臓器損傷や不安定な頸椎・頸髄損傷などを見過ごしやすいことが知られている。その場面ごとに論理的な思考に基づいてトリアージができればよいと考える。

　災害に関する講義や災害訓練を受けた後は，多くの人が災害医療の多くをトリアージが占めると感じるようである。おそらくその言葉のもつ響きや，カテゴリー分けを行うというわかりやすさ，さらに最近ではSTART法

(Simple Triage and Rapid Treatment)など比較的簡便な方法も教授されていることが原因と考えられる。また，災害訓練で行うはじめの部分でもある。しかし，トリアージだけで傷病者が助かるわけではない。軽症傷病者はそのままでも助かり，重症傷病者は治療を受けなければ助からない。したがって，トリアージによっていかに治療を必要とする人を見つけるかが大事なだけではなく，いかに治療を受けさせることができるかもより大事なのである。

　災害時における医療では，スタッフ，資器材が相対的に不足するだけではなく，場合によっては損壊などのために施設が十分に機能しなくなっていることも考えられる。トリアージにおいては，その時々において，できるだけ多くの傷病者が適切な医療を受けられることを念頭において活動を行う必要がある。

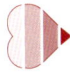 E. トリアージの意義

　例えば，同時に100人の被災傷病者が発生した現場で，1人ひとりの傷病者に対して通常どおりに救急隊員，医師，看護師などが対応することは不可能である。1人の傷病者を即座に救急隊が搬送し，多くの病院スタッフが対応し，万が一のために，輸液を行い，血液検査を実施し，レントゲン検査を行う。そのような石橋を叩く日常の救急医療は行えない。

　たとえ20人程度の傷病者数で，搬送車両や医療施設の受け入れに余裕があっても，闇雲に搬送することはできない。搬送先救急医療施設での治療をできるかぎり円滑に行うためには，1施設への重症者の重複を可能なかぎり均等にする必要がある。そのためにはトリアージを実施したうえで迅速に搬送する必要がある。この際，現場のすべての傷病者のトリアージがすんでいなくても，準備が整い次第，漸次搬送を開始する。ただし，現場指揮者は終始，全体の数の把握に努める。現場に医療班がいる場合は，現場でできる医療も考慮する。決して計れるものではないが，いかにして最

大多数を救えたかがトリアージの意義を示すものといえる。

災害現場という混乱とあらゆる資源が不足した特殊な状況下で，傷病者の救命，治療に最大限の効率と効果を発揮するためのシステムとして，トリアージはつくられたものである。しかし，効率に目を奪われすぎると最大多数への幸福という原則を崩しかねない。

死亡が避けられない傷病者，いわゆる黒タッグの傷病者は，傷病の程度によっては日常医療で蘇生の対象となる傷病者である。優先順位が最後尾となった場合でも，そのことに気を配り可能であれば治療を施すこともありうる。また，生命は四肢に優先し，四肢は機能に優先し，機能は美容に優先すると前述した。しかし，決して美容を疎かにしろという意味ではない。

被災傷病者の一刻も早い社会復帰と地域の復興が，トリアージの最大の意義といえる。

(丹野克俊・浅井康文)

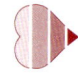

▶F. トリアージオフィサー◀

【1】トリアージオフィサーの役割

トリアージオフィサー（Triage Officer：以下，「TO」）は，トリアージエリアでの責任者であり，1～2人程度が任命され，「災害時トリアージの基本活動方針」に従ってトリアージを行う**(表2)**。また，TOは，トリアージ判定者と記録者からなるトリアージチームを編成して，トリアージ判定，トリアージタッグの記載，重症傷病者の優先的な治療班への受け渡しを行う。

トリアージチーム内では，TOは医療統合責任者や情報班責任者と情報交換を密に行い，トリアージチーム内に還元しなければならない。TOは，トリアージ担当内の各班責任者と相談して救出チームなどの編成にも助言

表2 災害時トリアージの基本活動方針

・流れに逆らって集団を移動させてはならない。
・救命以外の処置を行うために重症傷病者を留めてはならない。
・四肢よりも救命を優先する。
・トリアージオフィサーは，傷病者を管理することをやめてはならない。
・悪天候の危険，夕暮れ時，受傷のおそれ，即効性の傷病者選別ができる場合，移動を命令された場合を除いて，トリアージせずに傷病者を動かしてはならない。

(Burkle FM, et al：Emergency medicine in the Persian Gulf war. Part2, triage methodology and lessons learned. Ann Emerg Med 23：748-754, 1994年より)

を行う。その他，TOはトリアージに関する全責任を負うため，トリアージエリアにおける絶対的な指揮権，トリアージエリアの安全確保，不必要な機器の撤去，施設やスタッフの汚染防止のための配慮，適切な傷病者動向の見込みを行わなければならない。

トリアージは繰り返し行う必要があるため，トリアージ実施場所は，災害現場，現場救護所，現場救護所からの救急車搬出サイト，医療機関救急外来，医療機関内などが考えられる。それぞれのトリアージサイトでの状況に合わせて，トリアージ方法〔簡便に行えるSTART法（Simple Triage and Rapid Treatment），詳細なトリアージ判定法〕，組織を構成する必要がある。

【2】トリアージオフィサーの責任範囲と任命適応

TOは，簡便で迅速な対応を行う初動TOと詳細な観察を行う二次TOなどいくつかの段階に応じて責任範囲が分けられる**（表3）**。

初動TOは，全傷病者を把握し，迅速正確に生命危機（気道困難，大量出血，ショック）のある傷病者を見つけだし，これらの問題に対応するために他者に指示する。全被災者を診てまわり，初期トリアージを指揮し，生命危機の変化が傷病者に起きていないか再評価する。

二次TOは，治療エリアに傷病者を移動させるかどうかを決定する権限をもつ。生命危機の変化が傷病者に起きていないか再評価する。二次トリ

表3 トリアージオフィサーの責任範囲

I 初期段階責任者の範囲
1. 医療統合責任者から概要情報を得る。
2. トリアージ機材一式を受け取る。
3. 役割を表示したチョッキとチェックリストを受け取る
4. トリアージ部門の備品と要員を決定し，医療統合責任者に要求する。
5. トリアージ部門で受けた要員を調整する。
6. トリアージタッグを分配する。
7. トリアージサイトの安全性を医療統合責任者に確認する。
8. トリアージ活動を始める。
9. 早急に傷病者数を医療統合責任者に伝える。
II 次段階責任者の範囲
1. 治療エリアに現場からの傷病者搬送を調整する。
2. 治療エリアに傷病者搬送するための備品と要員を要求する。
3. 傷病者となりえる人がいないか現場周辺のあらゆるエリアで調べる。
4. 初期トリアージとタッグつけが終われば，医療統合責任者に伝える。
5. 必要に応じて撤退または削減を始める。
6. 任務終了を医療統合責任者に伝える。

アージを指揮し，治療の必要性に応じてトリアージタッグに記載する。タッグをつけた傷病者の数を重症度分類ごとに責任者に伝える。

　TOの職種は，医師，歯科医師，看護師，各種技師，救急救命士などが適している。しかし，トリアージ実施場所，時期，トリアージの段階，職種別人員数などに応じて，限られた資源のなかで医療従事者の配分を医療統合責任者は決定しなければならない。つまり，治療に参加する医師の数が足りなければ，医師以外の職種がTOにあたるべきであり，災害現場のように消防による活動が中心となる場所では救急救命士がTOを担うべきであろう。また，医療機関内では日頃の救急医療において頼れる看護師がいる場合は，医師よりもむしろ看護師のほうが指揮系統は確立しているのでトリアージ業務を的確に行うことができるであろう。

　なお，オフィサーには管理者という意味があるため，TOはトリアージを行う担当者という意味だけではなく，トリアージエリアを統括する指揮者という意味で用いられる場合がある。

G. トリアージの評価

【1】トリアージの評価に及ぼす項目

　トリアージの評価は，災害全体の評価と傷病者個人の評価に分けることができる（**表4**）。災害全体の評価は，受け入れ体制の再構築につながる。傷病者個人の評価は，傷病者の医学的対応を必要最小限かつ人的被害を最小限にする。しかし，トリアージの評価は多くの要因の影響を受けるので，受け入れる側の要素と災害被害に関する要素とのバランスで考えなくてはならない（**図3**）。災害初動でのトリアージの評価をすることによって，その後に続く傷病者数や災害全体像の予測について，災害初期段階で役立つかもしれない。その後の災害対応では，トリアージ内容だけではなく，傷病者の状況から災害の種類・規模・危険性（汚染や隔離の必要性）を評価することも必要となってくる。また，トリアージのキャパシティーは医療機関などでの対応能力全体に大きく影響されるため，トリアージを行う場合には傷病者を受け入れる単なる入り口という意味合いだけではなく，後方の対応能力もよく考えておく必要がある。

　TOはトリアージエリアを巡回することによって，傷病者の医学的再評

表4　トリアージに関わる評価分野

Ⅰ　災害全体の評価
1. 情報の評価
2. 被害の評価
3. 災害の評価
4. 救援対応の評価
5. 後方対応（収容能力・後方搬送）の評価
Ⅱ　傷病者個人の評価
1. 生理学的評価
2. 解剖学的評価
3. 帰宅能力の評価

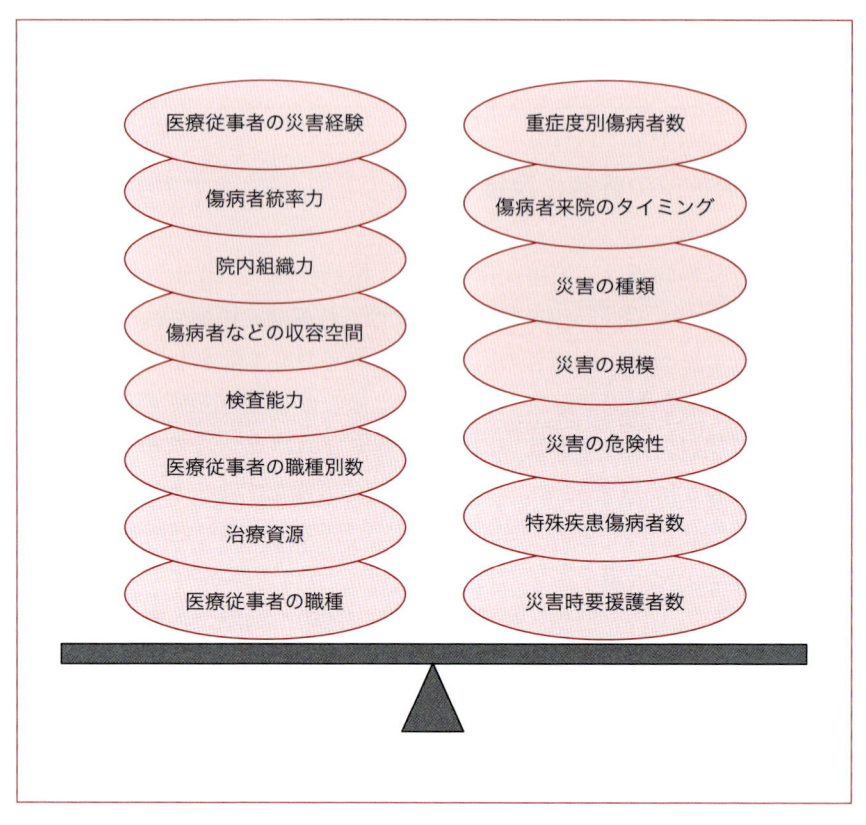

図3　トリアージの評価

価を行うばかりではなく，災害全体の評価により将来予測を行う必要がある。したがって TO は，災害医療だけに限らず災害に対して知識と能力に優れた人物が対応しなければならない。

【2】トリアージの評価方法

　一次トリアージでは，傷病者の数が医療従事者数よりも圧倒的に多い場合に，重症傷病者に有効な治療をいち早く行うための残された時間を有効に活用することに主眼がおかれており，重症度判定の精度よりも時間的節

約が重視される。二次トリアージには，傷病数は多いもののある程度医療従事者によってコントロールできている際に用いられ，時間的な制約よりも重症度判定の精度が求められる。

　具体的なトリアージ方法として，START法はすばやく分類できて簡単な訓練で修得できるため，一次トリアージに適している。

　二次トリアージに適している外傷スコアとして，Triage Revised Trauma Score (TRTS)，Injury Severity Score (ISS) をヨーロッパでは用いている。前者では，呼吸数，収縮期血圧，意識状態から生理学的評価を0から12のスコアで判断するものであり，後者では損傷部位別の損傷程度から解剖学的評価を行い，0から75までのスコアで判断する。どちらも経時的にスコアが計算され，傷病者の状態変化を比較することができる。わが国では，日本DMAT隊員研修においてJPTEC™ (Japan Prehospital Trauma Evaluation and Care) の評価方法を利用した方法が用いられている。

　この方法は，physiological and Anatomical Triage (PAT) 法と呼ばれ，生理学的評価と解剖学的評価の2段階構成になっている。ヨーロッパにおけるトリアージシステムとの違いは，スコア評価ではなく，特定の病態に当てはまるかどうかで判断されるところにある。

〈中尾博之〉

Chapter II

トリアージタッグ

Chapter II

KINOSHI tomoya
SUGIMOTO katsuhiko
KUNO masamune

A. トリアージタッグの機能

【1】トリアージタッグの機能

　トリアージとは，災害発生時などに多数の傷病者が同時に発生した場合，傷病者の緊急度や重症度に応じて適切な処置や搬送を行うための傷病者の治療優先順位を決定することをいい，その際に用いるタッグ（識別票）をトリアージタッグという。大災害時には多数の医療従事者や医療救護班が参集するため，各場面においてトリアージの結果は誰が見ても容易に理解できるように表示されている必要がある[1]。トリアージタッグは，被災地内の医療機関においては，簡易カルテとして利用することも可能なものであり，また，受け入れ傷病者の総数や傷病程度別傷病者数をより的確に把握することができ，傷病者の後方病院への円滑な搬送という観点においてもその活用が期待されるところである。また，トリアージタッグは，トリアージの本来の目的を達成するための用具であるから，その機能については，トリアージの内容がどのようなものであるかを前提に考えることが必要である。トリアージタッグには，これらの要素を加味したもの，すなわち，傷病者情報を記載する場合において，使いやすく，耐久性があり，誤用されることがなく，迅速に処理することができ，なおかつ，大量使用に適合したものであることが要求される。

　このような実際的なトリアージタッグが備える機能に関しては，「集団災害時における救急医療・救急搬送体制の在り方に関する研究」（平成7年，主任研究者：山本保博）の報告の中で，トリアージタッグが基本的機能を満たしたうえで現在の災害の状況，災害に対する救護体制や要領などを考えたとき，具備しなければならない機能について下記のように報告している。

　　①一目で，傷病者の緊急度・重症度が判別できるもの
　　②簡単な医療情報が記載可能なもの

③傷病者自身の情報が記載可能なもの
④医師だけでなく，看護師・救急救命士などもトリアージを行うことを念頭においたもの
⑤傷病者の整理および集計に役立ち，広報にも利用可能な，傷病者の流れがわかるような機能を持つもの
⑥雨などでも使用できる全天候型で，破損しない丈夫なもの
⑦全国的に統一されたもの

　大規模災害や事故に伴い，一度に多くの傷病者が発生した場合は，トリアージが不可欠である。それを効果的にする用具としてトリアージタッグが全世界で多用されている。タッグの基本的な様式はおおむね共通しているが，国や救急関係機関によって，トリアージの区分概念やタッグが具備する内容，項目にはそれぞれ違いがあり，様式も自ずと異なるものが用いられてきた。

　そこで，「阪神・淡路大震災を契機とした災害医療体制のあり方に関する研究会」において，トリアージタッグに関する検討が行われ，その後，「トリアージタッグの標準化について〔指第15号　平成8年3月12日　各都道府県衛生主管部（局）長宛　厚生省健康政策局指導課長通知〕」において，複数の機関が参集する大規模災害における混乱を避けるため，大震災などの広範囲の大規模災害で複数の救急救助機関が関わる場合を想定した，トリアージタッグの標準を下記のとおりとした。

①タッグの形状〔略〕および寸法
　　23.2cm（縦）×11cm（横）とする。
②タッグの紙質
　　水に濡れても字が書けるなど，丈夫なものとし，本体はやや厚手のもの，複写用紙は本体より薄手のものとする。
③タッグ用紙の枚数
　　3枚とし，1枚目は『災害現場用』，2枚目は『搬送機関用』とし，本体は『収容医療機関用』とする。

④タッグの形式

モギリ式としモギリの幅は1.8cmとする。

⑤タッグに用いる色の区分

軽処置群を緑色(Ⅲ)，非緊急治療群を黄色(Ⅱ)，最優先治療群を赤色(Ⅰ)，死亡および不処置群を黒色(0)とする。

モギリ片の色の順番は，外側から緑色，黄色，赤色，黒色で両面印刷とし，ローマ数字のみ記載し，模様や絵柄は記載しない。

⑥傷病者の同定および担当機関の同定等に係る記載内容

傷病者の同定の項目については，「氏名」「年齢」「性別」「住所」「電話」とし，外国人の家族や本人が記載することも想定し，これらの項目については英語を併記する。

担当機関の同定等の項目については，「(タッグの) No.」「トリアージ実施月日・時刻」「トリアージ実施者氏名」「搬送機関名」「収容医療機関名」とする。

また，3枚目の『収容医療機関用』の裏面の上部には「特記事項」の記入できるスペースを設けることが望ましい。

⑦タッグ製作主体の裁量部分

地域において想定される災害の頻度や種類が異なることや，医療機関で独自に作成する場合には簡易カルテとしても利用することが可能なよう，当該部分については，タッグ製作主体の裁量により作成するものとする。

具体的な項目例として，(イ)傷病者のバイタルサイン，人体図等の当該傷病者の傷病状況に関する事項，(ロ)タッグ製作主体の名称，マーク等が考えられる。

　実際にはこれらの特徴を併せもった様式に，さらに一般的な傾向としては，単に傷病者医療の優先順位を表すものとしてばかりではなく，簡易カルテとしても利用できるようになっている。これは，トリアージ区分を行った時点の傷病者の様子が記録されていれば，時間経過とともに傷病者の状態がどのように変化してきているかが一目でわかり，再度トリアージ区

分を行うときに，より適切な判断，処置を施すことができるからである。このように，トリアージタッグには救護活動の流れを，さまざまな角度から，よりスムーズにする工夫が施されている。

災害現場で救助された傷病者は，トリアージタッグの識別に基づき，後方の医療施設に運ばれ，治療を受ける。一方，救護関係者は，それぞれの過程で傷病者につけられたトリアージタッグの記載情報に基づいて必要な処置をすることになる。トリアージタッグに示された情報，記載内容は傷病者の将来を左右する重要な情報でもある。

B. トリアージタッグの種類

時，場所，規模，内容，起こり方など，すべてが予期しない新しい条件下で災害は発生する。そこでは，短時間のうちに多数の傷病者が発生することが多い。この傷病者の救助に，トリアージは大きな意味をもっており，このトリアージを支えているのがトリアージタッグに他ならない。

前項で示したとおり，複数の機関が参集する大規模災害における混乱を避けるため，トリアージタッグの標準化がなされた。「救急災害医療対策委員会報告書（平成8年3月）」[2]によると，トリアージタッグの全国統一(**図4・5・6**)として，約800ある全国の消防機関だけでなく，日本赤十字社，航空局，医師会など各種行政や団体の間でも調整が行われた。

図7にトリアージタッグに関する標準化部分と裁量部分について示す。実線内は形式的に標準化された箇所であり，点線内はタッグ製作主体の裁量部分である。一方この書式などに関しては，その後，さまざまな検討が行われ，金村らの報告[3]では，

　①区分の変更に対応されていない
　②夜間，暗所で判別できない
　③傷病者が故意にトリアージタッグを換える可能性がある
　④・⑤ 略

⑥バイタルサインを経時的に記入しにくい
⑦記入項目が煩雑であり記入漏れが多い
などの報告があげられた。

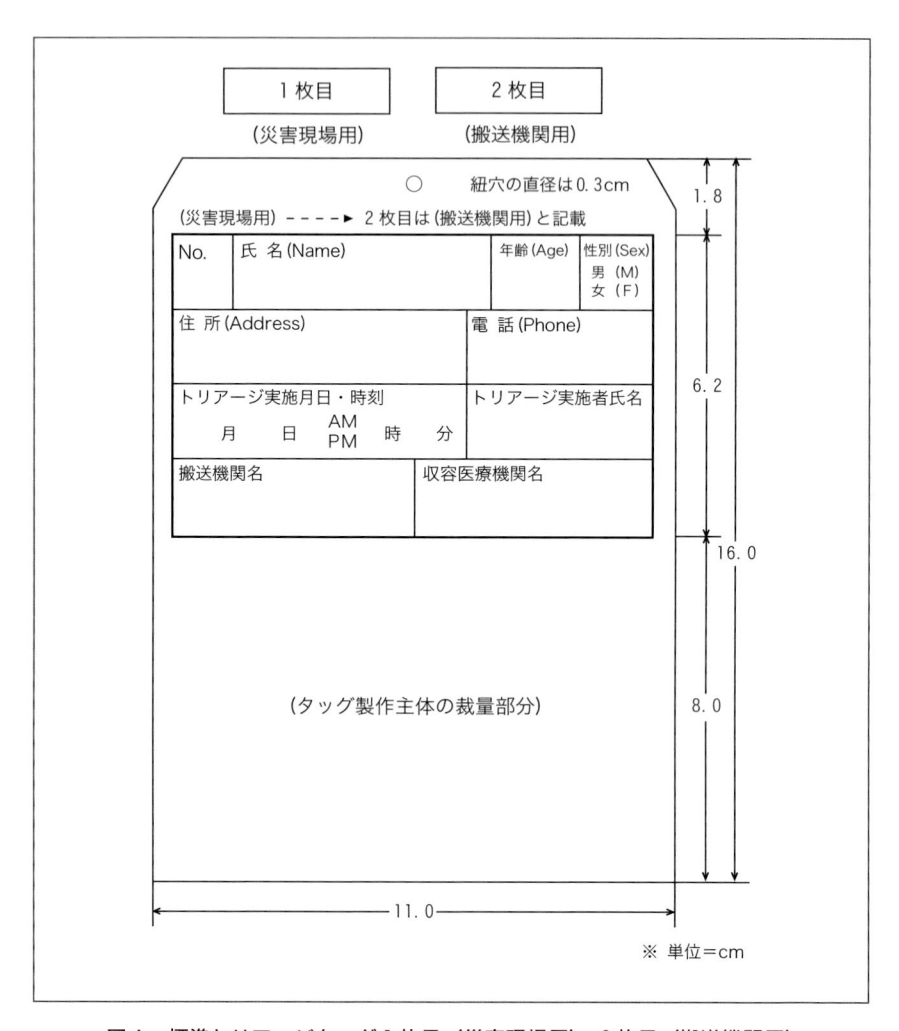

図4 標準トリアージタッグ1枚目（災害現場用）・2枚目（搬送機関用）

Chapter Ⅱ　トリアージタッグ

3枚目・表面
（収容医療機関用）

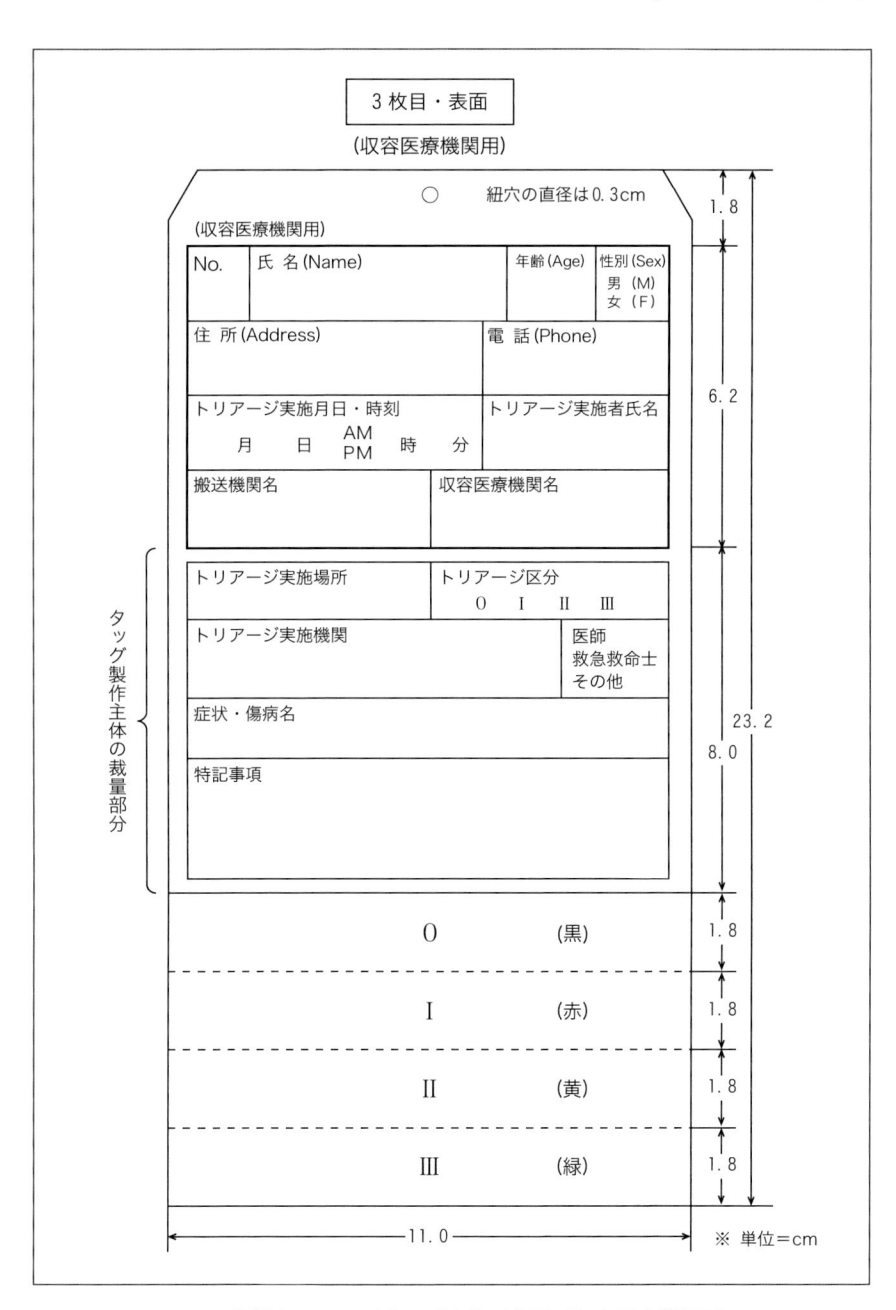

図5　標準トリアージタッグ3枚目表面（収容医療機関用）

25

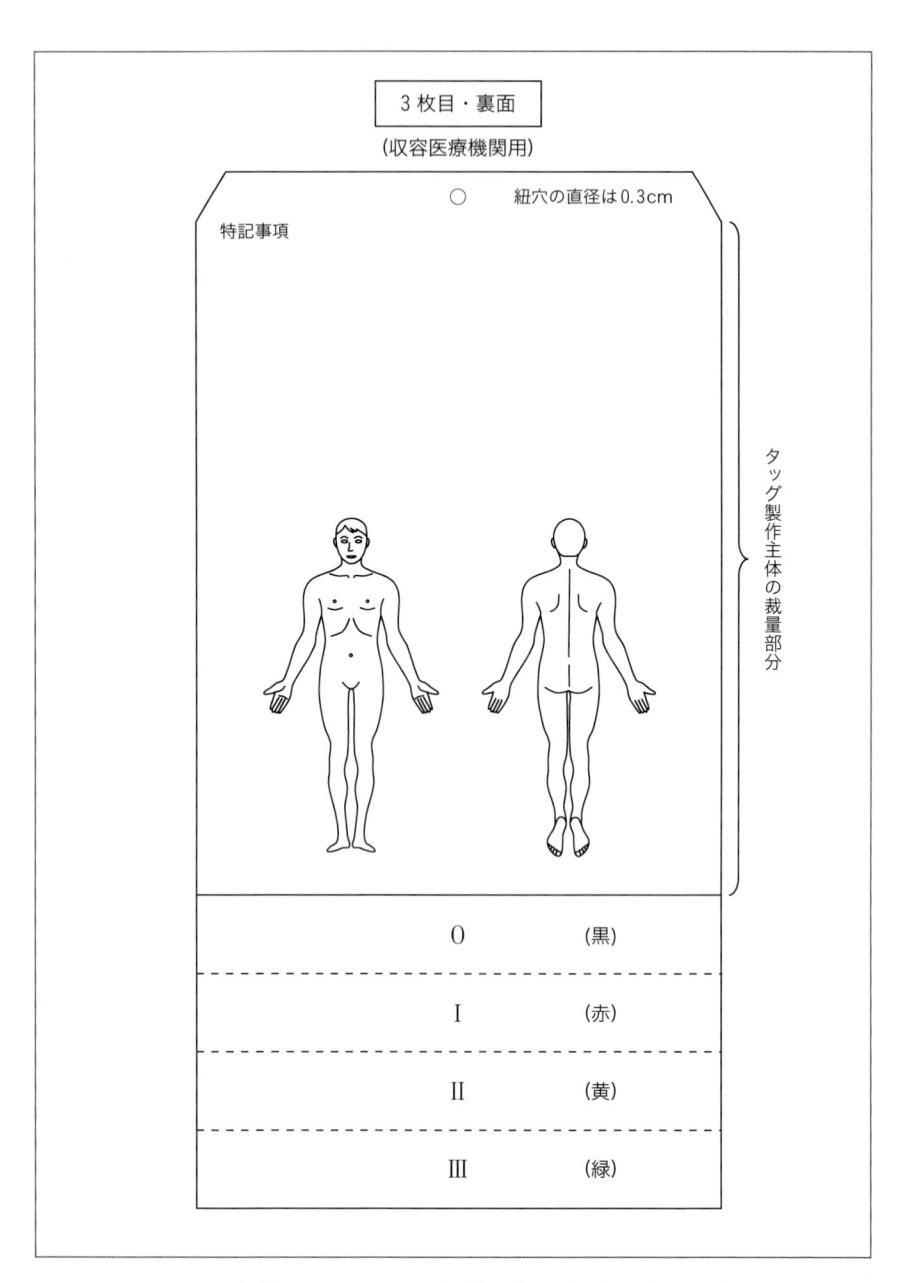

図6　標準トリアージタッグ3枚目裏面（収容医療機関用）

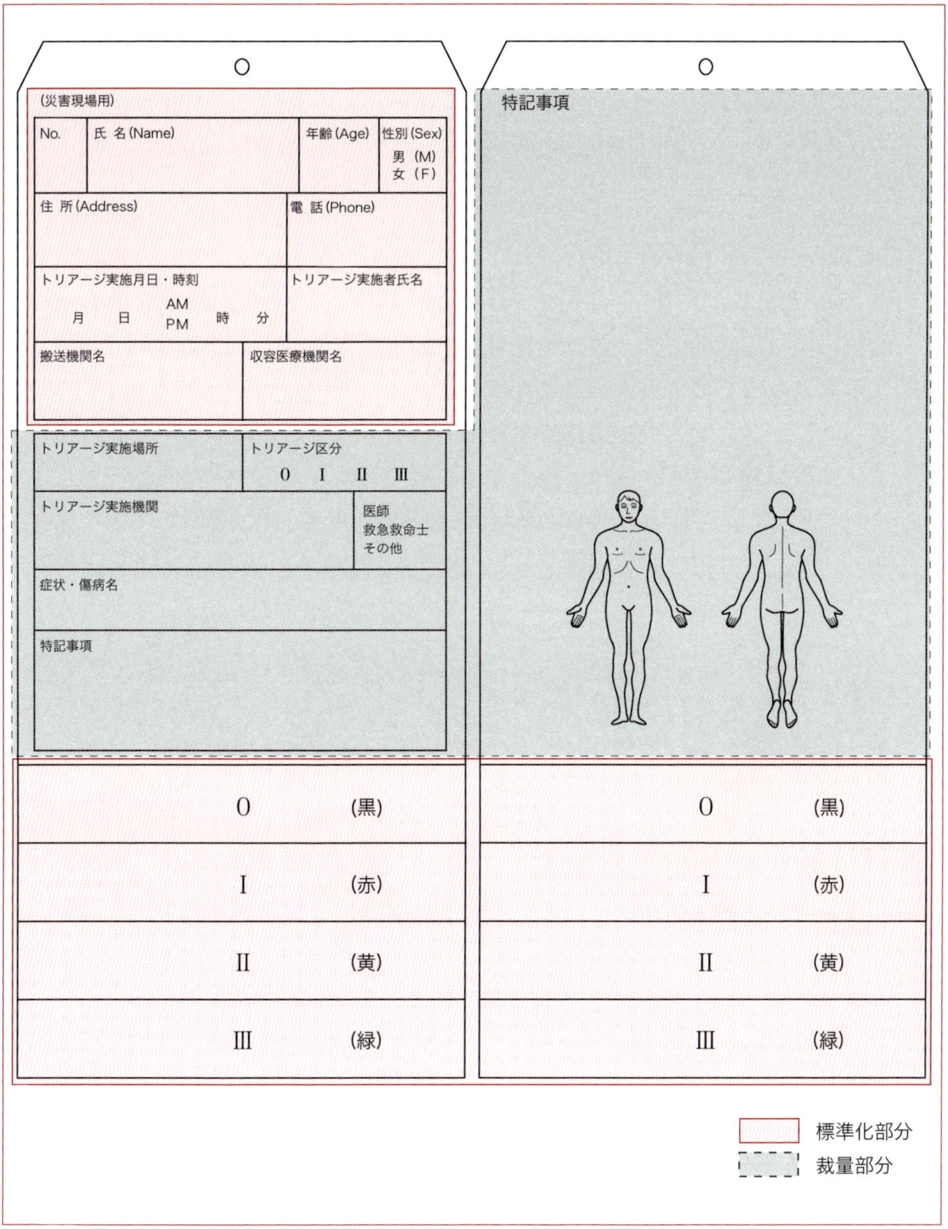

Chapter II　トリアージタッグ

図7　トリアージタッグの標準化部分と裁量部分

また，具体的に記入率の低い項目は，
　①タッグ No.
　②年齢
　③トリアージ時刻
　④トリアージ実施者名
などであるという報告があった[4)5)]。日本ではタッグの形式はモギリ式に統一されているが，海外では折りたたみ式のトリアージタッグというものがある (図11-①，②)。折りたたみ式のトリアージタッグは傷病者の容態変化に柔軟に対応でき，多くの情報を把握することが可能であるが，サイズが大きいなどの欠点がある[6)]。

　トリアージに関しては実施者の心理的負担も考えなければならない。通常，死斑，死後硬直，断頭，体幹部の離断，腐敗，ミイラ化など，一見して社会死とわかる場合以外は救急隊員，救急救命士は死亡判断ができない。その一方，トリアージを実施する際は呼吸が停止している場合，または生命徴候がなく救命の見込みがない場合は黒タッグをつけることになり，その心理的負担は計り知れない。その点を踏まえ，以前にはトリアージタッグを4段階（黒・赤・黄・緑）ではなく5段階（黒と赤の間に灰色を入れる）とし，死亡時の「黒」と助かる見込みがなく治療を後回しにせざるを得ない場合の「灰色」に分けるといった案も考えられたことがあった。こういった報告を踏まえて，各団体では裁量部分に関してそれぞれ工夫を凝らし，できるだけ個人能力によりトリアージ結果に差が出ないように，また記入漏れを減らすように，そして心理的な負担を軽減させる努力をしている[7)]。

　図8～図11に，トリアージタッグの例をいくつか掲載したので，参考にされたい。

　また，近年のIT技術の向上により電子トリアージシステムの開発が進んでいる。これにより今まで起きていたトリアージ実施者の個人能力の差に関する問題や情報の統一化といった問題が解決可能となりつつある。例えば，携帯電話でトリアージタッグの写真を撮り，メールで送り，その画像を画像認識ソフトウェアにより同一傷病者のものと比較して判断する。

さらに GPS により位置の把握も可能であり，災害現場，救急車内，病院と，経時的にも状態を把握可能なものもある[8]。また，小型の機器により呼吸数，脈拍数，動脈血酸素飽和度の測定が可能な電子トリアージシステムもある。これはインターネット接続が可能なため，多数の傷病者の情報を一元化することができ，トリアージ実施者の能力の差に影響されないので，今後の普及が望まれる[9]。

【引用・参考文献】

1) 益子邦洋，工廣紀斗司，原 義明：災害時救急におけるトリアージの仕方とトリアージタッグの取り扱い．治療増刊号（87）：1044-1048，2005
2) 日本医師会救急災害医療対策委員会：救急災害医療対策委員会報告書．1996
3) 金村剛宗，小笠原智子，井上潤一，他：トリアージタッグの見直し．日本集団災害医学会誌 15(3)：396，2010
4) 石川秀樹，石原 哲，坂本哲也，他：東京都総合防災訓練におけるトリアージタッグの記載情況と改善案．日本集団災害医学会誌 15(3)：396，2010
5) 切田 学，北川正博，須田共子，他：災害医療訓練時におけるトリアージタッグ記入漏れの検討．日本集団災害医学会誌 14(3)：365，2009
6) 照井資規：折りたたみ式トリアージタッグの有効性について．日本集団災害医学会誌 15(3)：372，2010
7) 溝端康光，加藤 昇，島津和久，他：新書式トリアージタッグは災害医療の質を改善する．日本集団災害医学会誌 10(2)：169，2006
8) 中尾博之，小平 博，佐藤愼一，他：市販携帯電話と画像認識ソフトウェアを用いたトリアージシステムの開発．日本集団災害医学会誌 17(2)：345-350，2012
9) 今村多一郎，坂主圭史，大出靖将，他：負傷者の状態をリアルタイムに監視する電子トリアージ・タッグの評価．情報処理学会研究報告 53(5)：1-8，2010

（喜熨斗智也・杉本勝彦）

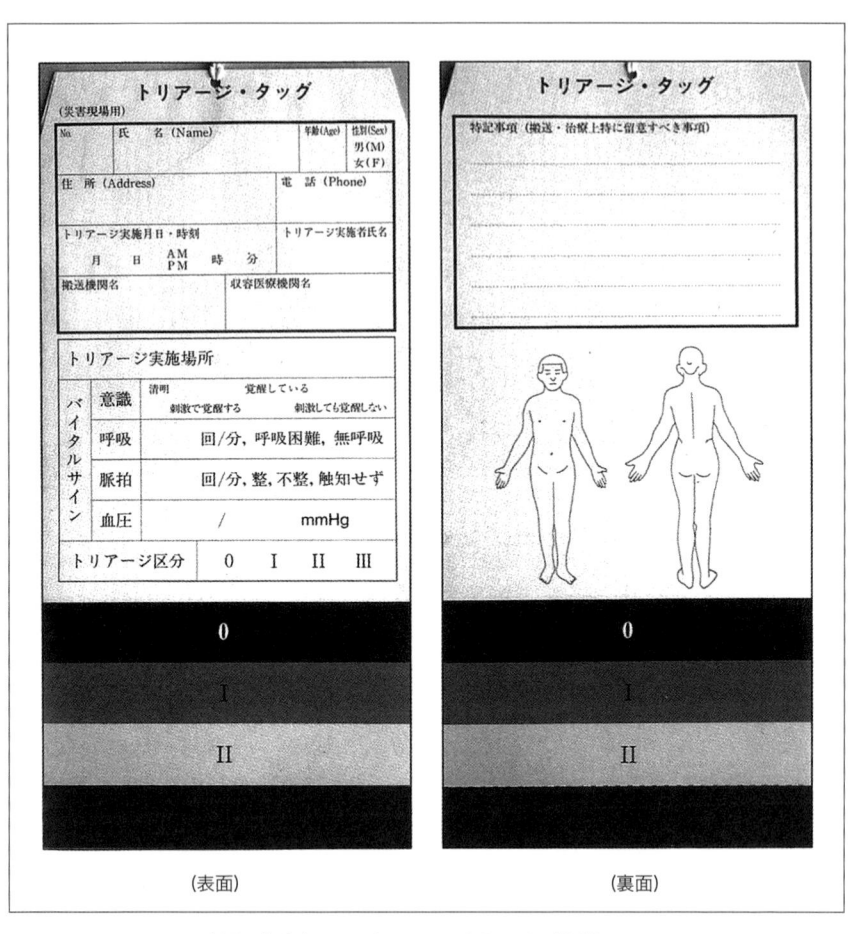

表面に傷病者のバイタルサインを記入する欄がある。

図8　トリアージタッグの例 (1)

Chapter II　トリアージタッグ

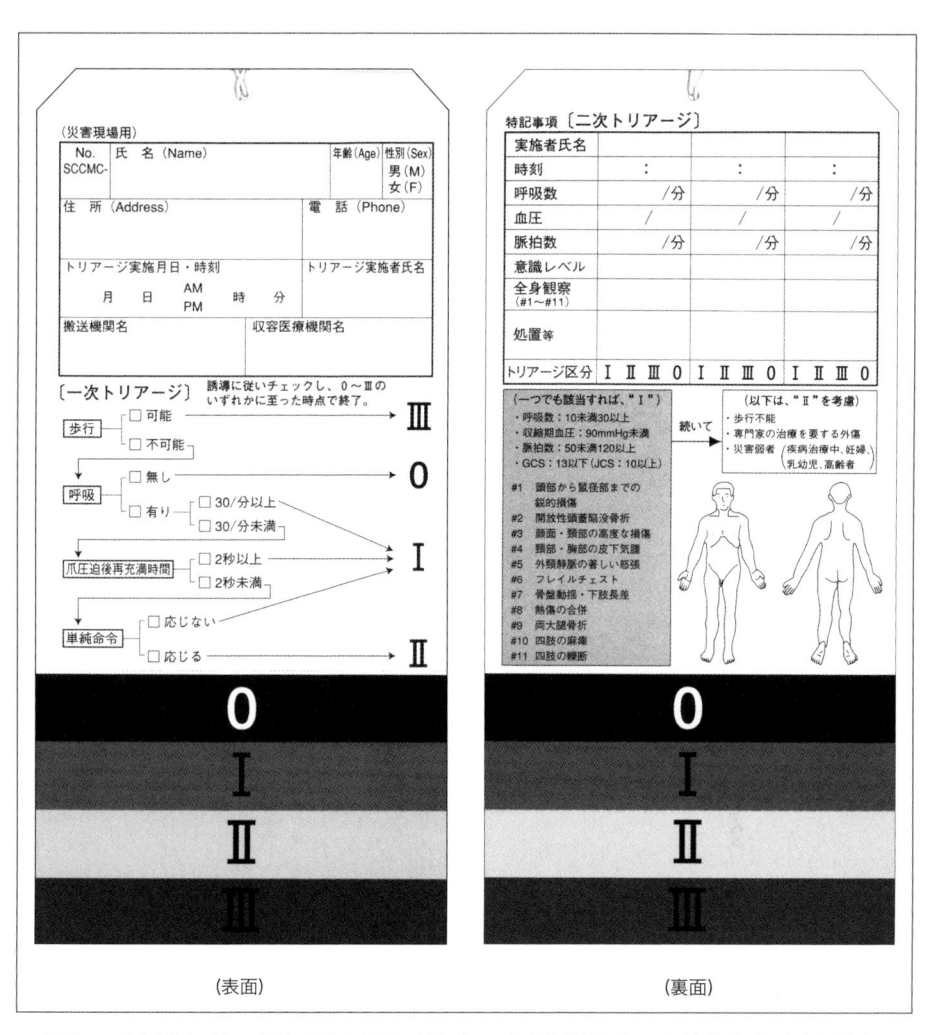

表面に一次トリアージ，裏面に二次トリアージをチェックする欄があり，バイタルサインも経時的変化を把握できる。

図9　トリアージタッグの例（2）

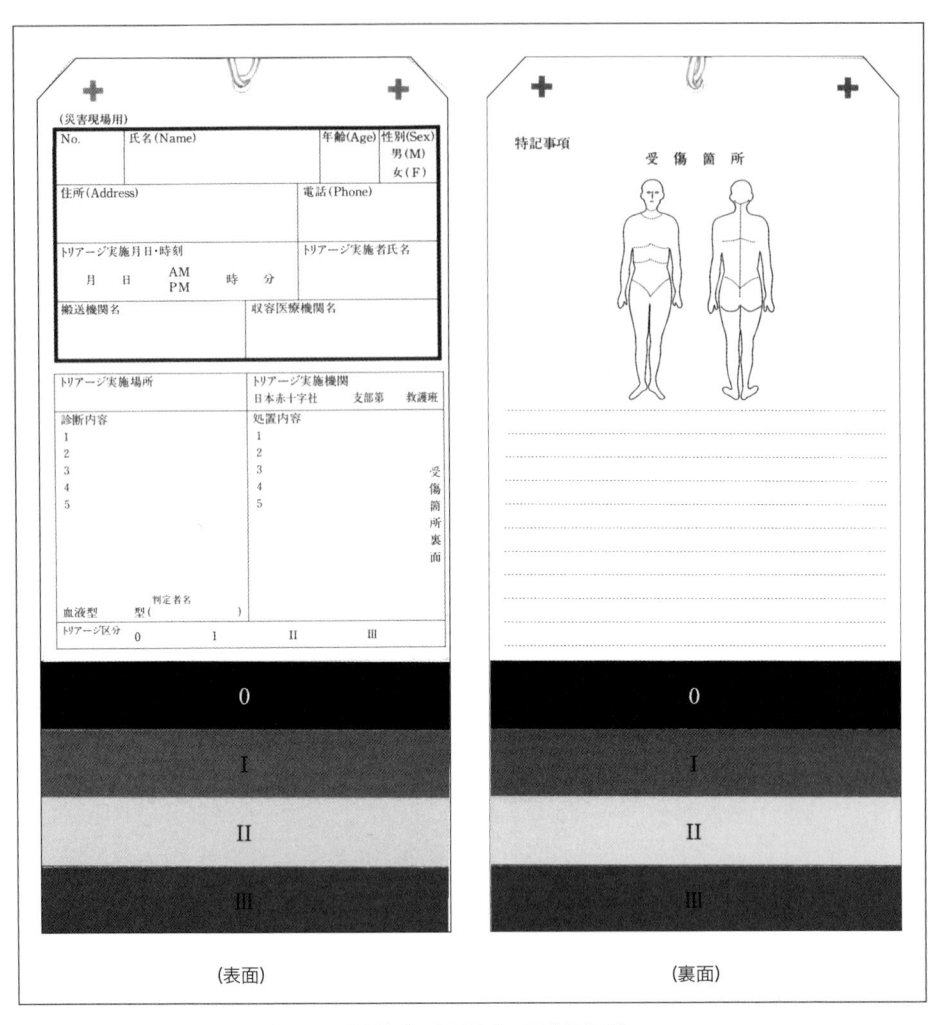

表面には診断内容と処置内容の記載部分がある。

図10 トリアージタッグの例（3）

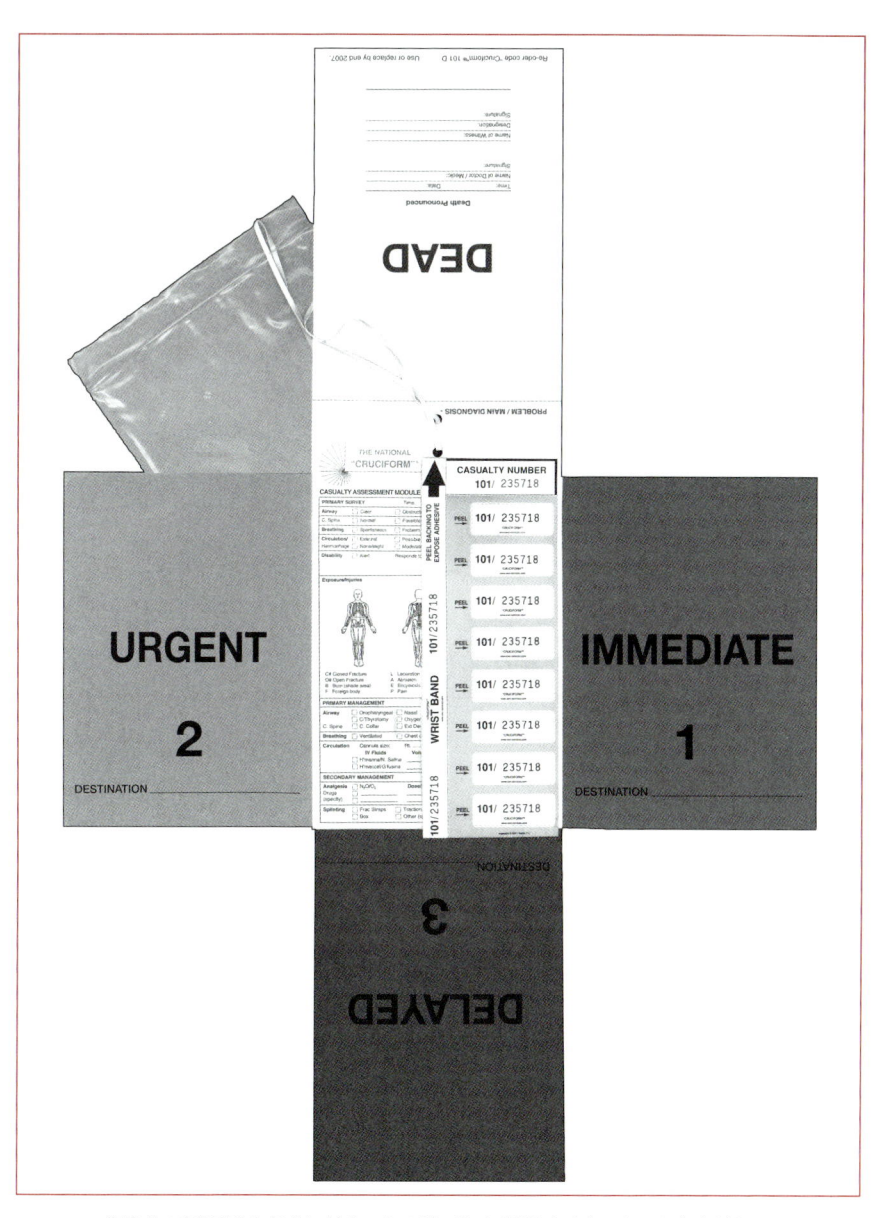

Chapter II　トリアージタッグ

傷病者の容態変化に柔軟に対応できるが，サイズが大きくなるという欠点がある。

図11-①　折りたたみ式トリアージタッグ全体写真（外側）

(CWC service 社製 THE NATIONAL CRUCIFORM®：イギリス)

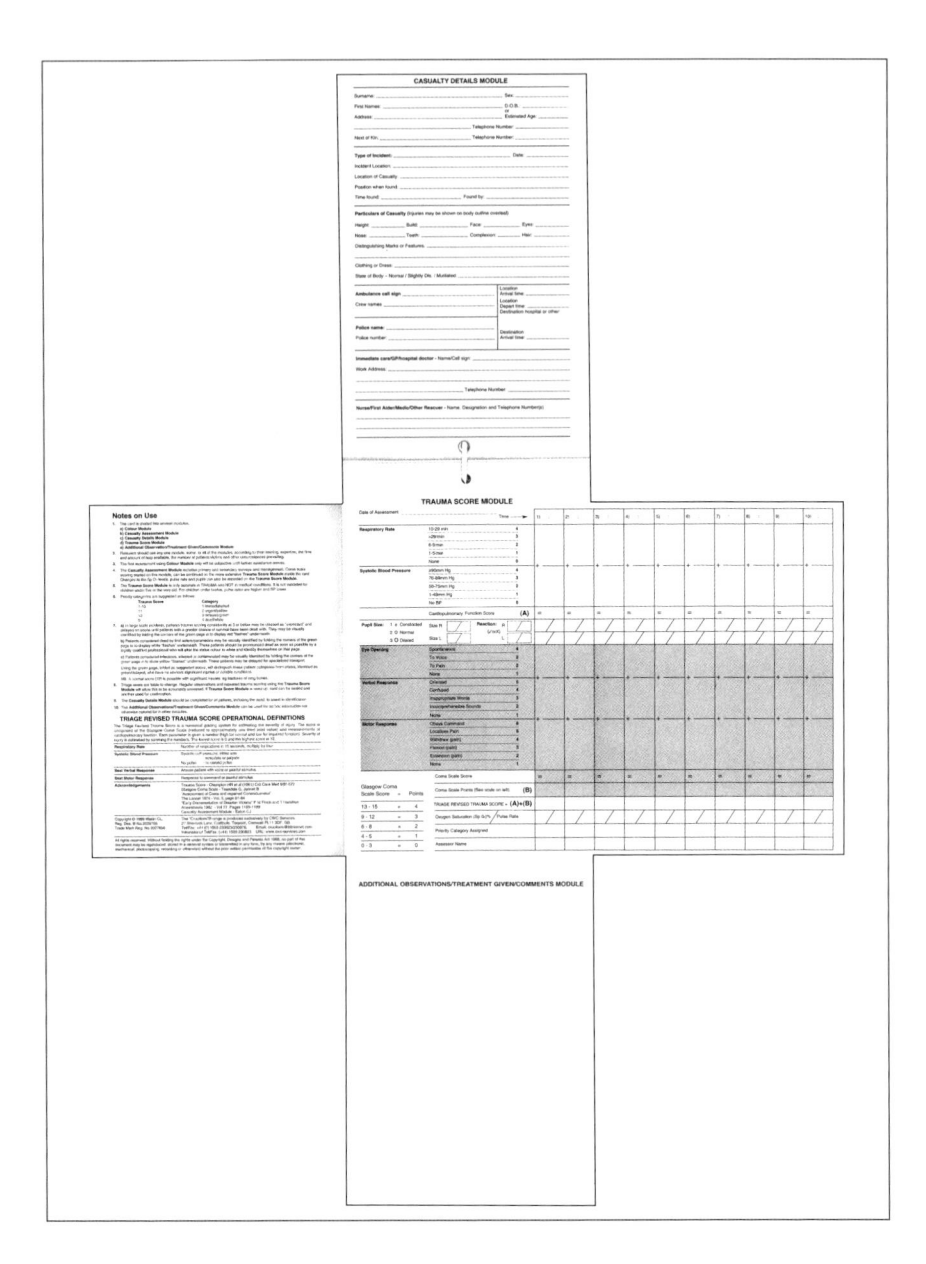

図11-② 折りたたみ式トリアージタッグ全体写真（内側）
(CWC service 社製 THE NATIONAL CRUCIFORM®：イギリス)

C. トリアージタッグの記載方法

【1】トリアージタッグの記載要領

(1) トリアージタッグの記載にあたっては，トリアージの判定者とそれを記録するタッグの記載者の2人1組で行われるのが理想とされる。トリアージタッグは災害現場におけるいわばカルテの役割を果たす。現場より緊急度・重症度が判定されるため，その結果により次の治療へのステップが異なる可能性がある。この記載内容が後の過程を大きく左右するものと認識しなければならない。

傷病者は**表5**に示すように災害現場のみならず，病院到着までのあらゆる段階を経るため，そのつどトリアージされる可能性がある。さらに，病院到着後においても再トリアージを受け，その後も治療や手術の優先順位をめぐってトリアージを受けることになる。

表5 災害現場から病院到着まででトリアージ実施の可能性のある場所（例）

① 発災現場
② 傷病者集積所
③ トリアージポスト
④ 現場救護所
⑤ 搬送待機場所
⑥ 病院

(2) トリアージのカテゴリーについては，被災傷病者数と供給できる医療のバランス，被災傷病者の時間経過による状態の悪化やあるいは処置による状態の改善などからカテゴリーや優先順位が変化することもある。このことは状況によってタッグへの追記や変更が必要になることを意味するが，残念ながら現在のタッグは，時間経過に伴うこれらの変化へは十分対応できているとは言えない。この問題をどのように解決するかは今後の課題である。

(3) トリアージタッグは**図12**（37ページ）のように規格として書式が標準化されている。そのなかには必ず必要な項目（**表6**）と自由裁量部分と

表6　トリアージタッグの書式として必ず必要な項目	表7　トリアージタッグの自由裁量部分で多く採用されている項目
・タッグの番号（No.） ・氏名 ・年齢 ・性別 ・住所 ・電話 ・トリアージ実施月日・時間 ・トリアージ実施者氏名 ・搬送機関名 ・収容医療機関名 ・もぎり部分	・トリアージ実施場所 ・トリアージ実施機関 ・トリアージ実施者職種 ・傷病名 ・トリアージ区分 ・バイタルサイン記入欄 ・人体図

して比較的多くの書式で採用されている項目（表7）がある。たとえ自由裁量部分とされていても重要と思われる項目もある。実際の内容は，地域の実状や使用する機関などによって必要とされる項目にも違いが出るものと思われる。

本書においては，自由裁量部分についても比較的多くの書式で採用されていると思われる項目を代表的な書式（図12）にならい，記載方法やその際の注意事項などを記述する。

(4) トリアージタッグが実際に必要となるような多数傷病者が発生した際に，救出された直後のトリアージの段階で，すべての項目を埋めて完成させることはかなり難しいと思われる。START法のような迅速にトリアージが必要となるような場面では，区分の判定に必要な必要最小限の観察しか行われていない。個人の特定につながる情報や二次評価されないと判定が困難な診断名などを含めて，タッグが完成されるのは救護所以降と考えられる。救護所以降のトリアージの場面においては通常，搬送や治療のための優先順位が必要となる。一次評価の区分のみでは順位づけは不可能であるため，トリアージタッグにも，より詳細な情報が必然として求められるようになる。

実際の災害現場での救出・救助を想定しながら，タッグの記載項目に

Chapter Ⅱ　トリアージタッグ

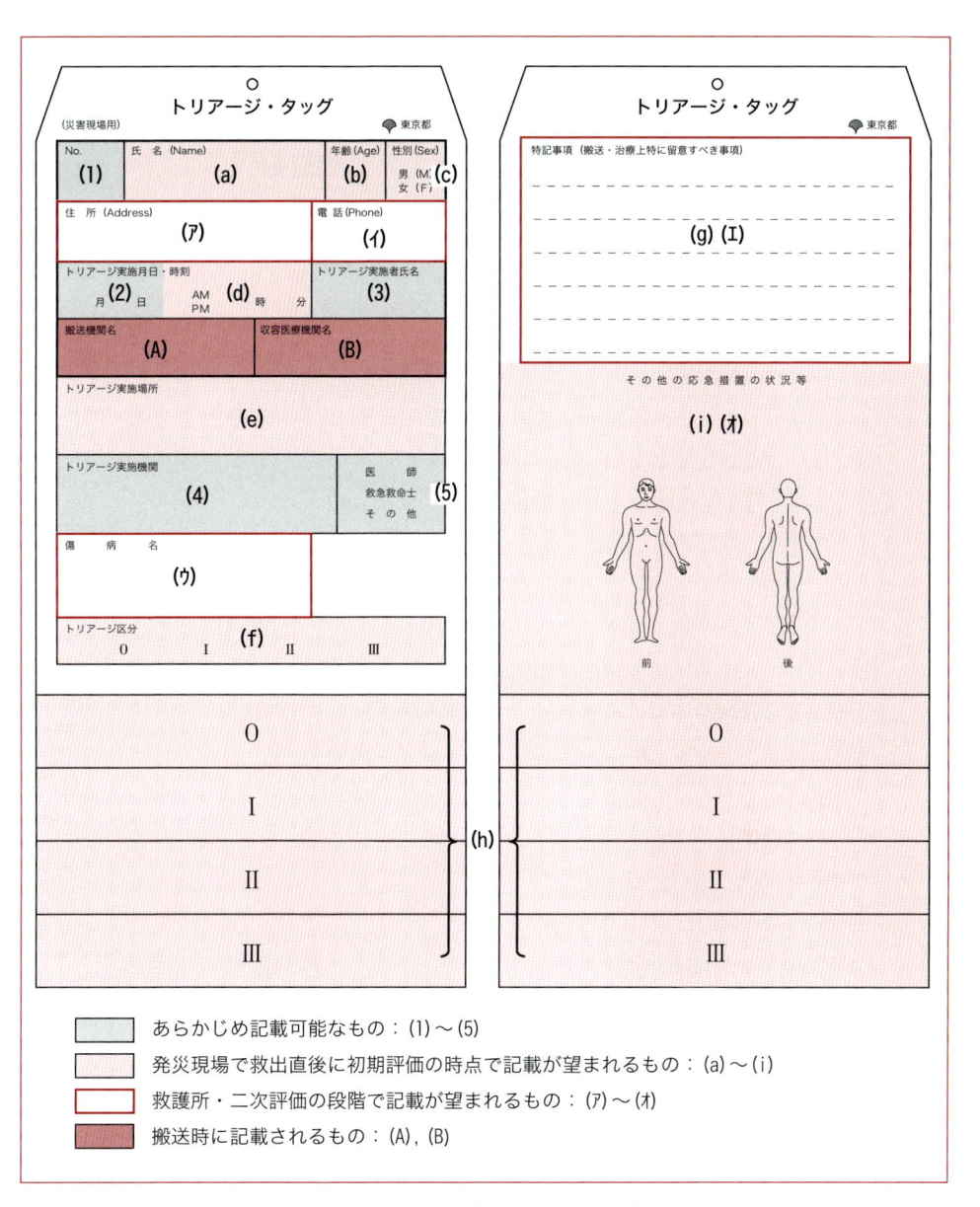

図12　トリアージタッグの記載要領（東京都の例）

　あらかじめ記載可能なもの：(1)〜(5)
　発災現場で救出直後に初期評価の時点で記載が望まれるもの：(a)〜(i)
　救護所・二次評価の段階で記載が望まれるもの：(ア)〜(オ)
　搬送時に記載されるもの：(A), (B)

ついて，出動前，救出時，救護所の順に，時間軸の流れに沿って記載すべき項目をあげ，記載時の注意点などについて下記に述べる。

　タッグは3枚綴りの複写式となっているため，記載するにあたっては，青色のボールペンは使わずに黒色のボールペンを使用することが勧められる。

■あらかじめ記載可能なもの（図12☐）

　トリアージは迅速に，特にSTART法では1人あたり平均30秒で施行されることが目標とされている。少しでも迅速にトリアージを完了させるために，あらかじめ記載できるところを埋めてしまうのがポイントの1つである。現場への移動中などの時間を利用するとよいだろう。
　(1) タッグの番号（No.）
　　　通し番号をつける。ただし，他のトリアージ実施者や他の機関などと区別できるように工夫する必要がある。医療機関がわかる略語やあるいは実施者のイニシャルなどと一緒に番号をつけるなどの方法が考えられる。
　　　もし，再トリアージが必要となっても番号は変えない。
　(2) トリアージ実施月日
　(3) トリアージ実施者氏名
　(4) トリアージ実施機関
　(5) トリアージ実施者職種
　　・(1)～(5)の項目は事前に記載しておくと少ない時間で完成できる。

■発災現場で救出直後に初期評価の時点で記載が望まれるもの（図12☐）

　(a) 傷病者氏名
　(b) 傷病者年齢
　(c) 傷病者性別
　　・(a)～(c)の項目は傷病者情報に関する部分である。聞き取りが可

能であれば記載が必要な情報である。しかし，意識が悪いなどで十分に情報がとれない場合には，氏名不詳，推定年齢などを記載する。一方で，初期の段階で聞ける状態であれば早いうちに聞いておかないと，後に状態が悪化して聞き出せなくなる可能性がある。

(d) トリアージ時間

トリアージした時間を記載する。傷病者の状態は経時的に変化する可能性があるので，何時の時点での評価であったかを知るために重要な項目である。

(e) トリアージ実施場所

なるべく具体的に場所を記載する。

(f) トリアージ区分

トリアージの判定結果が記される部分である。多くのタッグで区分を記載する（○をつける）欄が採用されている。もぎりの部分が忘れられることはまずないが，区分の記載は忘れられる傾向にある。もぎりの部分が故意ではなくとも破れたりちぎれたりするおそれもあり，判定との乖離が生じるおそれがある。そのため，実際の区分と照らしあわせる意味でも重要な項目であるので，区分の記載を忘れないようにしたい。

(g) 特記事項記入欄

バイタルサインや治療・搬送上の留意点などを記入するとよいだろう。また，より現場に近い場所，かつ多数の傷病者が発生している場合にはトリアージ方法として START 法が採用されることが多いと思われる。START 法でトリアージが行われた際に，赤と判定された場合にはそれ以上の観察に進まないことが原則となるわけだが，その際でも少なくとも，どの観察結果に基づいて判断されたのか根拠となるものが記載されることが望ましい。

(h) もぎり部分

トリアージの判定結果に従い，不要な部分をミシン目に沿ってもぎり取る。

(i) 人体図

変形，腫脹，外出血などの所見，あるいは行った処置がある場合にはこれらの記載があるとよいだろう。

■救護所・二次評価の段階で記載が望まれるもの（図12☐）

(ア) 住所
(イ) 電話
- (ア)(イ)は傷病者個人情報に関わるものであり，重要な項目である。救出現場でも情報収集できるかもしれないが，傷病者が多すぎて記載しきれない可能性もある。情報収集ができるのであれば，少なくとも救護所以降の段階では記載されるべきだろう。
救出の時点で意識障害がある場合には，これらの情報を入手することは難しくなる。意識障害がない場合には，はじめに個人情報を確定させておかないと後に確認する方法がなくなる可能性についても指摘されている。
(ウ) 傷病名
START法の時点で傷病名がわかればよいが，純粋にSTART法のみで区分分けのみを施行した場合には，診断名まではたどり着かない。そのため，初期評価でSTART法を行った際には，たとえ疑いであっても傷病名を推定することは難しいかもしれない。わかればもちろん書くべきである。一方で，救護所や二次評価以降では必須の項目となる。ただし，確定診断は不可能なこともあり，その際には疑い病名での記載となる。
単にトリアージの区分のみならず，この結果に基づいて搬送順位や治療の優先順位が変わってくる。
(エ) 特記事項記入欄
詳細な追加情報が得られると思われる。ここにその追加情報を記入するとよいだろう。

(オ) 人体図
新たに所見が追加されたり，あるいは処置が加わると思われるので，それらの情報を記載するとよいだろう。

■ 搬送時に記載されるもの（図12■）

(A) 搬送機関名
傷病者を搬送した機関名を具体的に記載する。
(B) 収容医療機関名
傷病者を収容した医療機関名を記載する。

【2】トリアージタッグの記載例

トリアージタッグの記載例を **図13-①・②** に記す。トリアージタッグに含まれる情報は，以後の診療の過程を左右するものであり，正確かつ十分な内容が求められる。また，もし不幸にして亡くなられたりあるいは重度の障害を残すような場合には，傷病者の現場の状況を伝える貴重な情報であることにも留意したい。

【3】トリアージタッグの装着について

トリアージタッグの装着は原則として右手首である。装着すべき部位に負傷や切断などがある場合には，左手首，右足首，左足首，首の順で装着するが，首への装着は最後の手段とすべきである。首以外の部位への装着については，衣服や靴などへの装着は避けるようにし，ゴムひもを二重にして装着すると脱落の防止になる。

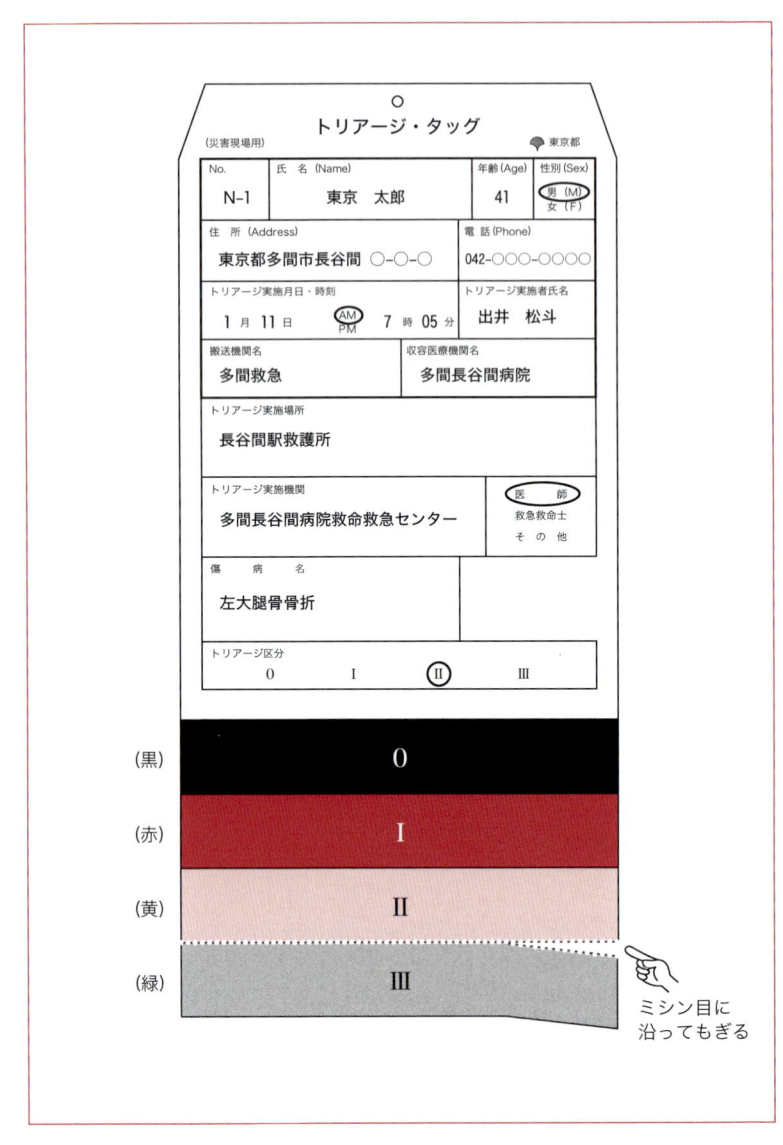

図13-①　トリアージタッグの記載例・表面（東京都の例）

Chapter II トリアージタッグ

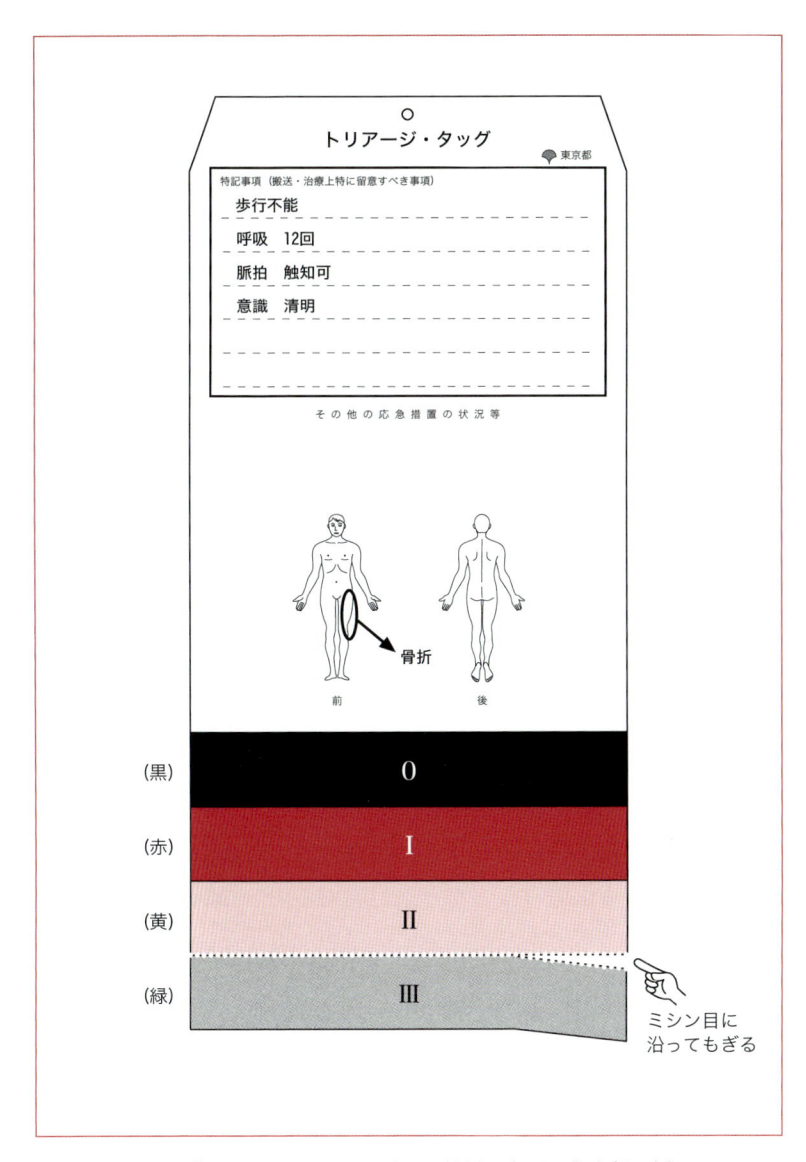

図13-②　トリアージタッグの記載例・裏面（東京都の例）

【4】トリアージタッグの記録の保存方法について

　タッグは傷病者に携わった各機関での保管のために3枚綴りの複写式となっている。
　1枚目はトリアージ実施機関，2枚目は搬送機関，3枚目は搬送先医療機関で管理することになっている。しかし，このとおりに管理することは，訓練の段階においてさえうまくいかないことも多く，このことに十分注意を払うことが必要となる。何らかの改善や工夫が求められるものの1つであろう。

【5】トリアージタッグの記録の追記と変更

　傷病者の状態は常に同じであるというわけではなく，経時的に変化する可能性がある。そのために，再トリアージによる再評価が必要となる。このことは，トリアージタッグについても傷病者の状態の変化によって追記や変更が必要になることを意味する。タッグのスペースは限られているが，この可能性を考えて追記するためのスペースを残す必要がある。
　また，再トリアージの結果により，トリアージの区分が変更になることもある。区分の変更に伴ったタッグの記載については，現在のところ，軽症化するものと重症化するもので方法が異なるので注意が必要である。重症化する場合には，もともとの区分に二重線で訂正し，新たな区分に○をつける。そして，ミシン目のもぎりを追加する。一方で，軽症化する場合には，もともとつけているタッグでは，色での区分を示すことができないので新たなタッグをつける必要がある。その際に，もともとのタッグには×をつけ，新たなタッグに最新の情報を記載する。

【6】トリアージタッグの記載上の問題点

　1996年（平成8年）の通知により標準化されたトリアージタッグが決め

られた当時は，トリアージについて現在主流である一次トリアージや二次トリアージについての考え方が混在していた。そのため当時の時点では，初回のトリアージである程度のタッグの完成が求められてきた。しかし現在のように，一次トリアージの手法がSTART法で行うことが主流となると，初期評価の段階でタッグを完成させることは困難である。少なくとも初期評価の時点で記載すべき項目の場所がバラバラな現在のタッグでは，時間の制約もあるなかで記載する場所を特定するだけでも煩わしさを感じる。実際の手順に沿った順番で記載スペースを並べていくことも，迅速にトリアージをするための手間を省くためには有効かもしれない。さらに，START法などの一次トリアージとPAT法などの二次トリアージという2パターンのトリアージが施行されることを踏まえた書式の検討も必要かと考えられる。

　タッグの記載では追記スペースを考慮して記載するように求めても，スペースが十分とは言えずなかなか困難である。また，区分の変更では前述のような方法をとるように言われているが，そのとおりに行うことも困難であり，現在のタッグの書式は，状態の変化や区分の変更に対して十分に対応しきれているとは言い難い。番号のつけ方や管理保存方法などについても実際の運用上困難なものも多く，何らかの改善が求められる。

　これらの他にも改善が望まれる点もあるだろうが，今後このような問題に配慮したトリアージタッグが開発されていくことが期待される。現在までにこれらの問題に応えるべくUFIDやICカードの技術を利用した，紙ベース以外での技術を応用したトリアージタッグの開発も報告されており，実用化に期待したい。

　また過去の事例から，トリアージタッグの記載内容が不十分であったことなどが反省点としてあげられている。多数傷病者を短時間でトリアージしなければならない一次トリアージの時点では困難さを伴うことではあるが，傷病者個人について現場の状況が記された記録は他にないので，その場の状況などについて可能なかぎり記載するよう配慮したい。

【参考文献】
1) 救急救命士標準テキスト編集委員会(編)：救急救命士標準テキスト．改訂第8版，へるす出版，2012
2) 辺見 弘(監)，東京救急協会(編著)：救急・災害現場のトリアージ．荘道社，2007
3) 山本保博(監)：集団災害時における一般医の役割．へるす出版，2002
4) 日本集団災害医学会(監)，日本集団災害医学会DMAT編集委員会(編)，日本救急医学会(編集協力)：DMAT標準テキスト．へるす出版，2011

(久野将宗)

Chapter III

現場トリアージ

MORINO kazuma
KOIDO yuichi

A. 現場におけるトリアージ

【1】現場救護所の定義

　災害時の応急救護（医療）の目的で臨時に設置される収容（診療）施設を救護所と呼ぶが，「現場救護所」の明確な定義は見当たらない。救護班の有無により「医療救護所」，「応急救護所」などと呼ばれることもある。救護所の歴史的背景として，1877年（明治10年）の西南戦争において博愛社（日本赤十字社の前身）により開設され，1923年（大正12年）の関東大震災以降，戦時中も含め，さまざまな場所に救護所が設置されている。欧米では戦争の負傷兵の応急処置を行うための収容（診療）施設を"Casualty Clearing Station"と呼び，災害時にも用いられている。

　本稿では，災害発生現場近くに臨時に設置される救護所を「現場救護所」とし，救護班は「医療を行う班」とする。

【2】現場救護所の目的と役割

　現場救護所の目的は，災害発生現場において被災傷病者に応急処置（診療）を施し，可及的速やかに医療機関への搬送を行い，防ぎえた死，防ぎえた機能障害などを回避することにある。その役割には，
　　①救護（治療）を必要とする傷病者（患者）の収容ならびに傷病者に
　　　関する情報管理
　　②トリアージ
　　③救護，応急処置（診療）
　　④傷病者（患者）の搬送
の4つがある。

【3】現場救護所の設置

　地域防災計画によれば災害時の救護所の設置母体は市町村とされ，災害発生直後の現場救護所の設置は資器材や人員を含め，消防によることが多く**（巻頭のカラー写真②参照）**，次いで，日本赤十字社などにより設置される．DMATや日本赤十字社をはじめとするわが国の救護班は災害医療専従ではない．このため，災害発生直後から現場救護所の設置に関わることは難しい．災害発生現場に遭遇した一般人以外に最初に対応するのは，通常，消防と警察で，次いで，要請を受けたDMATをはじめとする救護班，行政，自衛隊などが加わる．

　現場救護所の構造は，災害発生現場間近に安全かつ適切に利用できる建物がある場合を除き，迅速性を考慮し，シート，テントの順に用いることが多い．傷病者（患者）の観察（診察）において皮膚所見は重要であるが，テントの素材の色調に大きく影響を受ける**（巻頭のカラー写真②参照）**．このため，医療用のテントは素材の色の影響を受けにくい白色調などが望ましい．ベッドや担架の装備は標準化されておらず，装備されていたとしてもその数は十分とは言えない．1つのテントに収容可能な人数はおおよそ4人から8人程度であることが多く，収容人数はシートやテントの大きさならびにその数に依存するが，災害の規模により設置したシートやテントの容量を超えることがある．また，暴風や風雪などの悪天候時にはシートやテントによる運用が難しい．

　現場救護所の設置場所は初動の消防により決められることが多いが，災害発生現場の地理的環境に影響を受ける．設置場所は参集する各種車両の運行ならびに駐車を考慮する．災害発生現場間近には，消防が到着するまでの間，自助・共助により傷病者が集まる場所（「傷病者集積場所」と呼ぶ）ができる場合がある．また，現場救護所が災害発生場所と大きく離れざるを得ない状況においても，一時的に傷病者集積場所が設置されることがある．列車脱線事故などでは災害発生現場を挟み，両側に傷病者が分散し，1つの災害発生現場につき現場救護所が2か所以上となることがある**（巻**

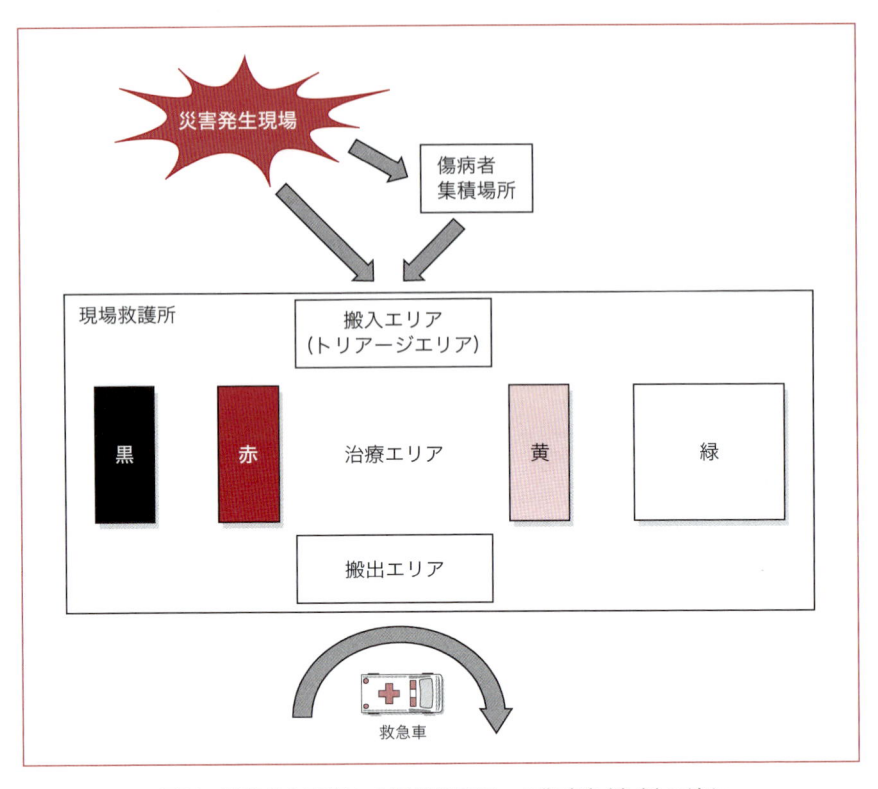

図14 災害発生現場から現場救護所への傷病者（患者）の流れ

頭のカラー写真③参照）。
　現場救護所内のレイアウトの原則は，
　　①トリアージ区分ごとの収容エリアの設置
　　②受け入れから搬送に至る傷病者（患者）の流れの一方向化**（図14）**
である。
　収容エリア区分は，後続の組織が一目で認識できることが望ましい**（写真1・写真2および巻頭のカラー写真④参照）**。特に，トリアージ区分Ⅰ（赤）の傷病者は緊急の処置や治療を必要とするため，赤エリアの視認性は重要である。
　テント内の簡易ベッドや担架の配置は，

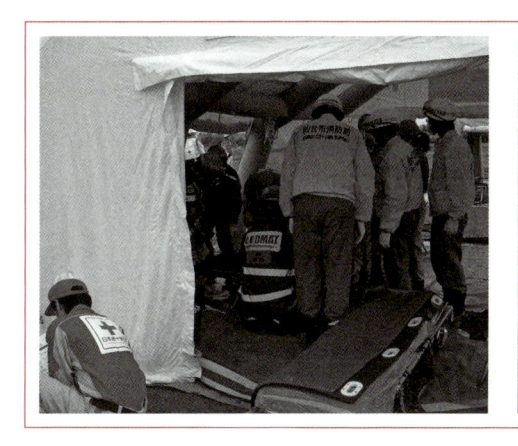

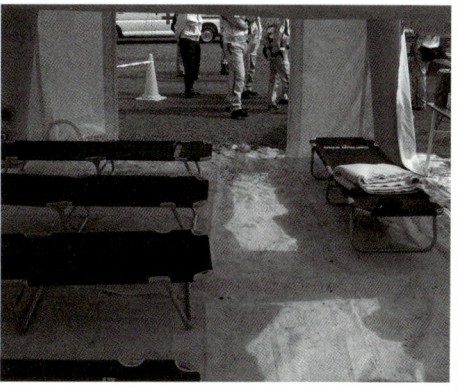

写真1　パイロンや敷布（シート）によるトリアージ区分の明示（訓練）

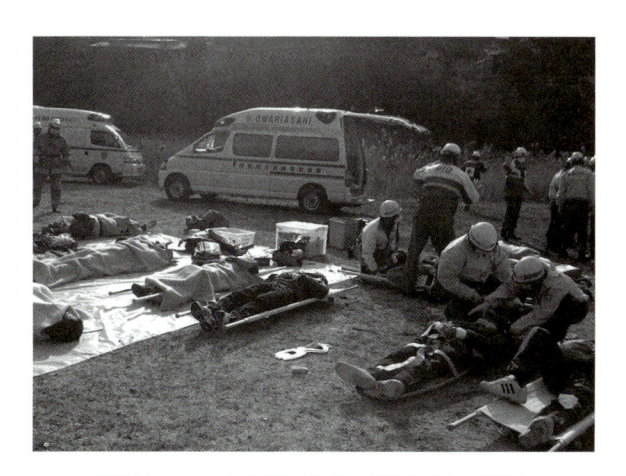

写真2　シートを用いた黄エリア表示（訓練）

　　①傷病者（患者）の安全
　　②傷病者（患者）の搬入・搬出方向
　　③資器材管理における利便性
などに考慮する。
　現場救護所の搬入口では，トリアージタッグの確認もしくは(再)トリア

ージを行うとともに，傷病者（患者）の登録，収容エリアの決定を行う。登録のために，傷病者（患者）に関する情報〔トリアージタッグ識別番号（ID），搬入時間，年齢，性別，氏名，トリアージ区分〕などを収集するが，これらの情報は現行のトリアージタッグに記載欄があり，トリアージタッグの運用の工夫（綴りの複写用紙の回収など）により，情報収集が比較的容易となる。

注：現行のトリアージタッグには固有の識別番号（ID）はない。

　一方，搬出口においても傷病者（患者）情報は必要である。搬入口での情報に加え，収容位置（ベッド番号），傷病名，行われた処置，搬送先，搬送者（手段），搬出時間などを扱う。速やかな傷病者（患者）の搬出は，これらの傷病者（患者）情報をいかに整理し共有できるかにかかっている。

　情報管理のための人員，情報共有（掲示）のための資器材の確保は必須である。傷病者（患者）情報は関係者が一目でわかるよう，表形式とし**(表8)**，最終的に電子化する。

表8　現場救護所で表記すべき傷病者（患者）情報

1. 識別番号	10. 呼吸状態（呼吸回数，SpO$_2$）
2. 搬入時間	11. 循環状態（血圧，脈）
3. 氏名	12. 意識状態 JCS（GCS）
4. 性別	13. 処置（確実な気道確保，酸素，輸液など）
5. 年齢	14. 搬送優先順位
6. トリアージ区分	15. 搬送先
7. 搬入テント番号	16. 搬送者
8. ベッド番号	17. 搬出時間
9. 病名	18. 連絡先

　現場救護所では，災害発生からの時間経過とともに人員や職種が変動し，それに伴い救護の質も変化する。当初は救急隊の行う応急処置であったものが，救護班が加わることにより医師の診療が可能となる **(写真3)**。救護班は，まず生理学的に不安定なトリアージ区分Ⅰ（赤）の収容エリアに投入されるべきである。現場救護所における収容エリアの面積割合は，当初予測するトリアージ区分Ⅰ（赤）の傷病者（患者）数を考慮しつつ，その後の変化に対応できるよう柔軟に設定する。重症者の発生頻度は災害によ

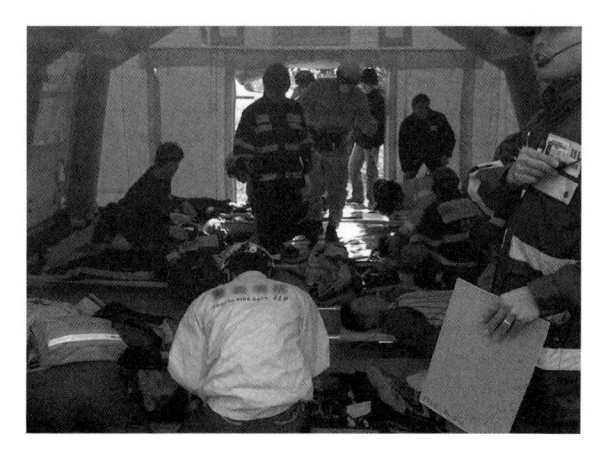

写真3　DMATと消防の連携により運用される救護所

り異なる。列車事故では乗客乗員の数%〜30%で，兵庫県南部地震における建物倒壊による負傷者に対する重症者の比率は5%〜10%であった。

　災害発生現場に参集した各組織の指揮命令の機能が重要であることは言うまでもないが，現場救護所の運営は消防と医療が連携し，調和がとれるようお互いに努力する。救護班は災害医療専従ではないため，災害発生現場での指揮系統の立ちあげ訓練や消防との連携訓練の経験に乏しく，事前の訓練を定期的に行うべきである。

　現場救護所は災害発生現場の一部であり，災害発生現場を取り巻く環境には多組織が関与する。組織間連携が損なわれると，災害発生現場から医療機関への被災傷病者の流れが滞り，防ぎえた死を招く可能性がある。したがって，普段からの申し合わせや訓練こそが重要であり，なかでも組織間の情報共有が鍵となる。

（森野一真）

▶ B. 現場トリアージの実際 ◀

　トリアージは，災害現場活動の柱である3T［Triage（トリアージ），Treatment（応急処置），Transport（搬送）］の最初の段階であり，1人でも多くの命を救うため，またPreventable Disaster Death（PDD：防ぎえた災害死）をなくすという意味で最も重要な活動である。
　災害時においては，傷病者の数と医療資源のバランスが逆転する**（図15）**。平時には傷病者に対して潤沢な医療資源があるが，災害時には多数の傷病者に対して限られた医療資源となる。このような状況下では，平時とは違った特有な考え方が必要となる。すなわち，生命に危険のない傷病者，あるいは最善の医療を提供しても生命予後が期待できない傷病者は後回しにして，生命に関わる傷病者に対して医療資源を投入するという考え方である。

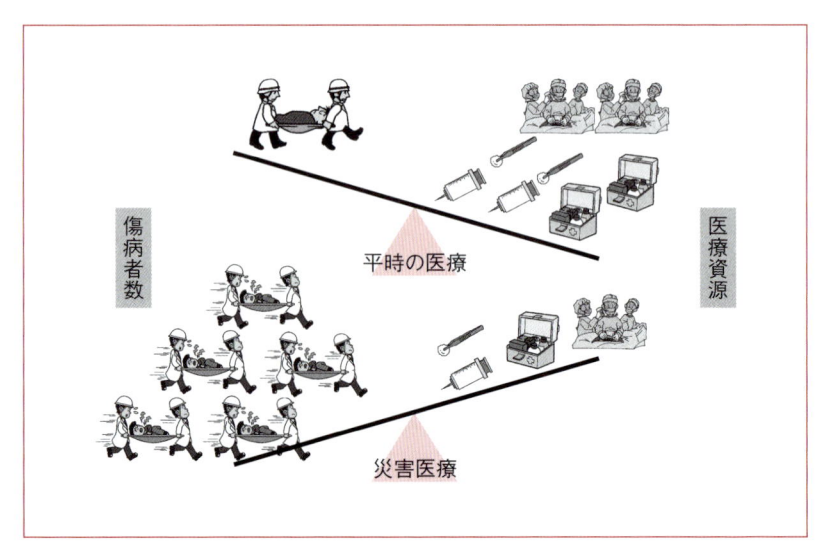

図15　傷病者と医療資源のバランス

【1】現場トリアージの意義

　災害現場で需要と供給のバランスが逆転するということは，いかなる状況下であろうか。

　平時の救急医療では，防ぎえた外傷死 (Preventable Trauma Death：PTD) を防ぐためには，受傷から1時間以内に手術療法などの根治的な治療を開始することが重要であると言われている。この最初の1時間の対応が予後を左右すると考えられ，この1時間を Golden Hour と呼んでいる。この1時間以内の根本治療開始を可能にするためには，現場では，気道 (A)，呼吸 (B)，循環 (C)，意識レベル (D) の観察・処置のみを行い，生命予後に関係のない観察・処置は省略し，適切な医療機関へ迅速に搬送することが重要とされている。この現場対応の方法を Load & Go（ロードアンドゴー）と呼んでおり，それに要する時間は Golden Hour から逆算すると，10分以内となり，プラチナ (Platinum) の10分と呼ばれている。

　一方，多数傷病者発生の場合では，傷病者に対して，救急隊員のマンパワー，搬送手段の救急車が圧倒的に不足するため，現場ですべての傷病者に必要な処置を行い，Load & Go を実施することは不可能である。そのため，何が必要になってくるかを考えると，現場でできるかぎりの安定化処置を行い時間を稼ぐ必要が出てくる。その際に，防ぎえた災害死を出さないためには，優先順位をつけて処置を行う必要がある。多数傷病者発生時においては，マンパワーも資器材も不足している。限られた医療資源を効率よく使い，防ぎえた災害死を出さないためには，優先順位づけ，すなわちトリアージは不可欠な方法となる。

【2】トリアージの方法

1) トリアージ標準化の理由

　トリアージは，傷病者を4つの群に区分する (第Ⅰ章 p.9 表1参照)。

区分の原則は，赤はバイタルサインに異常があり，早急な呼吸・循環のサポートを行わないと生命予後に関わる傷病者，黄色は根治的治療が必要だが，バイタルサインが安定しており，2〜3時間治療開始が遅れても生命予後に影響のない傷病者，緑は平時であれば外来で診られるような傷病者，黒は死亡あるいは生存の可能性のない傷病者である。実際のトリアージは，これまで長い間この区分の原則に従い，トリアージ実施者の経験と技量によりなされてきた。しかしながら，1995年（平成7年）の阪神・淡路大震災以降，災害拠点病院が指定・整備され，DMAT (Disaster Medical Assistant Team) が組織されて，複数の医療チームが現場で活動することになり，共通認識できる標準化されたトリアージの方法が必要になった。日本赤十字社救護班，国立病院機構医療班，医師会医療班（JMAT）などの異なる組織が一緒に活動しても，統一性をもってトリアージが行えるということになる。古いテキストでは，トリアージは1人で行うべきと記載がある。これは，トリアージ指揮者が複数いるとトリアージ指揮者によって判断基準が微妙に異なるため，統一されたトリアージが実施できないという理由からであった。そのため，実際の現場ではトリアージポストの前に行列ができてしまい，本末転倒な状況が生まれていた。現在ではトリアージの方法を標準化したことにより，複数のトリアージ指揮者でトリアージしても統一された区分が可能となった。

2）標準トリアージの方法

　トリアージ方法の必須の条件として，迅速に行わなければならないということがある，例えば，傷病者が30人いたと仮定すると，1人に2分かかった場合，30人目は1時間後ということになり，30番目に重症傷病者がいた場合は，手遅れということになる。よって標準トリアージは，一次トリアージと二次トリアージからなり，一次トリアージで短時間にふるい分けを行い，二次トリアージで詳細なトリアージを行う。トリアージの方法に関しては，国際的には一次トリアージに該当する方法，二次トリアージに該当する方法がいくつかあるが**（表9）**，わが国においては，一次トリアー

表9 諸外国におけるトリアージの方法

一次トリアージ	1. START (Simple Triage and Rapid Treatment)（アメリカ）
	2. Homebush Triage Standard（オーストラリア）
	3. Care Flight Triage[1]（オーストラリア）
	4. Triage Sieve[2]（イギリス）
	5. the Sacco Triage Method（STM）（アメリカ）
	6. MASS Triage（アメリカ）
	7. Military Triage/NATO Triage（アメリカ）
	8. the SALT system（アメリカ）
二次トリアージ	1. SAVE[3]（アメリカ）
	2. Triage Sort[2]（イギリス）
	3. the Sacco Triage Method（アメリカ）
	4. 生理学的解剖学的評価法（PAT）（日本）

1) Garner A, Lee A, Harrison K, et al：Comparative analysis of multiple-casualty incident triage algorithms. Ann emerg Med 38：541-548, 2001
2) ALSG. Major incident medical management and support. BMJ Books, 2002
3) Benson M：Koenig KL, Schultz CH：Disaster triage；START, then SAVE a new method of dynamic triage for victims of a catastrophic earthquake. Prehospital Disaster Med 11：117-124, 1996

ジにはSTART法を，二次トリアージにはPAT法を採用することになった。

(1) 一次トリアージ

　一次トリアージは，多数傷病者を短時間にトリアージしなければならないときに行うトリアージの方法である．例えば，傷病者が多数生じた災害現場，あるいは病院でも一度に多数の傷病者が押しかけてきた場合は，この方法でまず傷病者をふるい分けする．実際には，START法を用いて行う **(図16)**．この方法は生理学的な指標のみで4つの群に分類する．ポイントは，まず，歩ける人を除いて，傷病者の数を減らす．そして次に，呼吸，循環，意識レベルの順に評価していき，問題があればそこで赤と判断し，後の評価は行わない．呼吸，循環，意識レベルのすべてに問題がなければ黄色という簡単な方法である．短時間（1人30秒以内が目安）に行うことができ，医学的知識があまりなくても実施可能である．最大の目的はいか

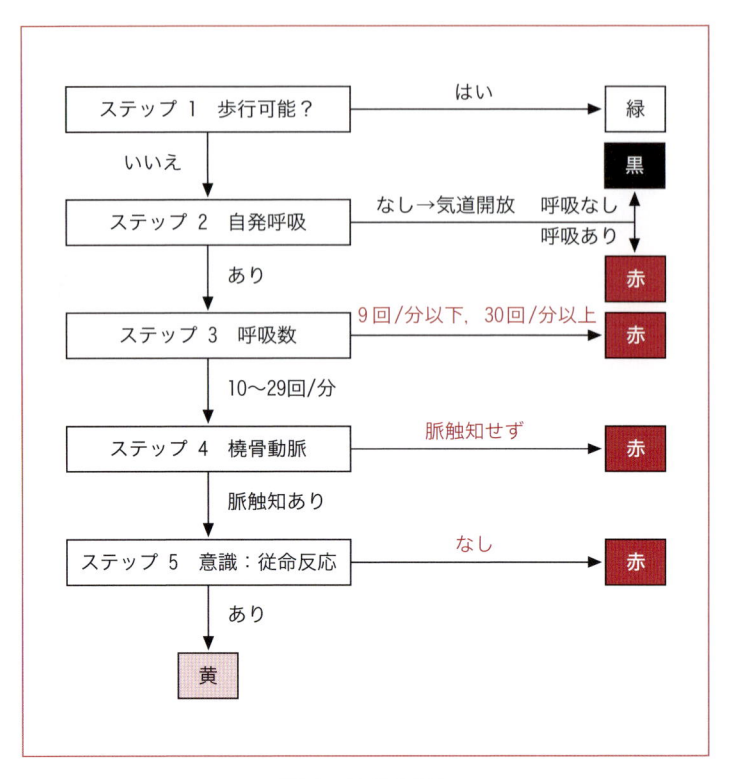

```
┌─────────────────────────────────────────────────────┐
│   ステップ1 歩行可能？ ──はい──→ 緑                   │
│        │                                            │
│       いいえ                           ┌──┐         │
│        ↓              なし→気道開放 呼吸なし  │黒│         │
│   ステップ2 自発呼吸 ─────────────→ └──┘         │
│        │              呼吸あり ↕                    │
│       あり                             ┌──┐         │
│        ↓                               │赤│         │
│   ステップ3 呼吸数 ──9回/分以下, 30回/分以上──→ │赤│ │
│        │                                            │
│      10〜29回/分                                    │
│        ↓              脈触知せず       ┌──┐         │
│   ステップ4 橈骨動脈 ─────────────→ │赤│         │
│        │                                            │
│     脈触知あり                                       │
│        ↓              なし             ┌──┐         │
│   ステップ5 意識：従命反応 ─────────→ │赤│         │
│        │                                            │
│       あり                                           │
│        ↓                                            │
│       黄                                            │
└─────────────────────────────────────────────────────┘
```

図16　START法

に早く赤を見つけ出すかである。

● **ステップ1：歩ける人の排除**

　赤を早く見つけるために，まずは歩ける人を排除する。実際には，多数傷病者に対して，「歩ける人はこちらに来てください」などと呼びかけを行う。歩ける人は1か所に集合させ，緑のタッグをつける。

● **ステップ2：呼吸の有無（Air way：気道の評価）**

　横たわっている人に対して，呼吸の有無を確認する。BLS（一次救命処置）などでは，呼吸なしを10秒かけて判断するが，そこまで時間をかけ

る必要はない。呼気を感じない，胸郭運動を認めない場合は，気道閉塞，呼吸停止と考え，即座に用手的気道確保を行う。気道確保しても呼吸が再開しなければ黒に区分する。気道確保して呼吸が再開すれば，呼吸回数にかかわらず赤と区分する。用手的気道確保の方法は，外傷傷病者であっても，下顎挙上法，頭部後屈顎先挙上法を問わない。

● ステップ3：呼吸回数

呼吸のある傷病者に対しては，呼吸回数を数える**(写真4)**。1分間で9回以下，30回以上は呼吸に異常ありで，赤に区分する。10回以上，29回以下は呼吸に問題なしと判断し，次の循環の判断に移る。呼吸回数のカウントは，(全体を30秒以内に終わらせるため) できるだけ早く行う工夫が必要である。10秒数えて6を掛けてもよいが，計算間違いをする可能性があるので，10秒数えて2～4回がOK，1回と5回以上が異常と捉えると間違いがない。また，明らかに2秒に1回以上（30回以上）であれば，数えるまでもなく赤と判断してよい。呼吸で赤と判断すれば，START法は赤を見つけることが目的なので，それ以上の評価，循環，意識レベルの評価は必要ない。

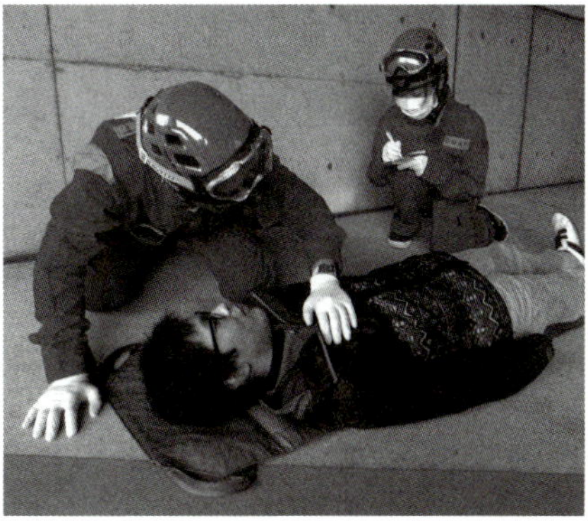

写真4　時計を見ながら呼吸数を数える。

● ステップ4：循環の評価

循環の評価は，爪床毛細血管再充満時間（capillary refill time：CRT）で評価されてきたが，最近ではCRTに関しては，科学的根拠に乏しいという論文が相次ぎ，橈骨動脈の触知による判断に変わった。橈骨動脈を触知できなければ循環に異常ありと判断し，赤に区分する。橈骨動脈を触知できれば，意識レベルの評価に移る。循環の評価は一般人であれ

ば橈骨動脈の触知のみで判断してよいが，医療従事者の場合は，橈骨動脈の触知だけでなく，総合的に評価することが大切である。

橈骨動脈を触れても，速くて弱い場合（120回以上），皮膚の冷汗・湿潤がある場合は，循環の異常ありと判断する。また，CRTを加味して判断してもよい。循環で赤に区分した場合は，意識レベルの評価はする必要がない。

● ステップ5：意識レベルの評価

意識レベルは，簡単な命令に従えるかで判断する。例えば，「手を握ってください。離してください」（前頭葉障害では，把握反射で握ることはできても放すことはできないので，必ず，放すことも確認する），「目をつむってください。開けてください」などに従えるかを確認する。できなかったら赤と区分する。できれば，呼吸，循環，意識レベルに問題がないことになり黄色と区分される。

> ● ステップ1～5を30秒以内で行うようにする。トリアージタッグには記載担当者が，少なくとも個人情報として，氏名（カタカナ），年齢，性別を書き込み，タッグ区分の項目に○をつけて，区分の理由（例えば，呼吸回数40で赤，従命反応なしで赤，など）を書き込み，区分部分をもぎる。タッグの記載も含めて30秒以内を基本とする。

災害現場においては，多数の傷病者が横たわっていることが多い。歩ける人を排除した後に，どこからとりかかるかが重要である。初心者は近しい傷病者，騒がしい傷病者からとりかかりがちだが，これは間違いである。一次トリアージの目的は，限られた時間内にいかに早く赤を見つけるかであり，赤と思える人からトリアージを開始するのが望ましい。

例えば，横たわっている人全員に対して，「治療が必要な人は手をあげてください」と声かけし，手をあげた人は後回しで，反応のなかった人からトリアージを行うという方法もある。また，手前からいきなりトリアージにかかるのではなく，全体を一巡してどことどこに重症そうな人がいるということを確認してから，それらの人を優先してトリアージするのも一案

である．トリアージ指揮者が現場の雰囲気に飲まれることなく，冷静に対応することが重要である．

実際の現場において，いきなり「歩けますか？」は唐突なので，「○○消防です．大丈夫ですか？ 歩けますか？」と問いかけるのがよい．この時点で，傷病者が呼吸はあるが無反応であれば，意識レベルの異常で赤と判断できるわけであるが，START 法のアルゴリズムに従って，呼吸，循環，意識レベルの順番で評価することが重要である．それは，同じ赤タッグでも，呼吸あるいは循環レベルで赤になった傷病者と意識レベルで赤になった傷病者を比べた場合は，緊急度が違うからである．

> **▶ トリアージ区分0（黒）について**
> ・黒は，治療，搬送の優先順位を決めるトリアージ区分の1つであり，医師が死亡診断した場合を除き，死亡（遺体）ではないので搬送の対象となる．搬送の優先順位は，原則として区分Ⅰ（赤），区分Ⅱ（黄），区分Ⅲ（緑），区分0（黒）である．しかし，災害の規模によっては搬送優先順位が変わる可能性もある．小・中規模災害であれば，区分Ⅰ（赤）の次に区分0（黒）を搬送する場合もある．
> ・一方，医師が死の3徴候をもって死亡と判断した場合には，遺体となり，不搬送となる．実際に，2005年（平成17年）のJR福知山線脱線事故では，現場で医療チームが黒タッグと判断した傷病者は1人も医療機関に搬送されていない．災害医療の面から考えると，黒タッグが病院へ搬送されなかったことにより，赤タッグの傷病者に医療資源が投入され，災害医療に適った活動と考えるが，黒タッグの記載が不十分で，黒タッグで搬送されなかった傷病者の家族が，黒タッグがつけられたときの状況，医療機関へ搬送されなかった理由を知ることができず，心に傷を残す結果となった．黒タッグへ記載する時間は非常に限られた時間と考えるが，記載する者は事後のこのような問題も念頭におき記載すべきである．

(2) 二次トリアージ

二次トリアージは，生理学的評価に加えて，解剖学的評価（Physiological and Anatomical Triage：PAT法）を行い，受傷機転や災害時要援護者（災害弱者）を考慮に入れて行うトリアージの方法である **(表10)**．現場救護所や病院入り口で主に医師により行われる．実際の手順は4段階に分かれており，まず，第1段階は生理学的評価であり，表に示す所見が

表10　二次トリアージ：生理学的・解剖学的評価法①
(Physiological and Anatomical Triage：PAT)

(1) 第1段階で生理学的評価を行う

(2) 第2段階で全身の観察による解剖学的評価を行う

　　↓

　　(1) (2)で該当する異常があれば最緊急治療群　赤

(3) 必要に応じ，第3段階で，受傷機転による評価を行う

(4) 災害時要援護者にも配慮する

(5) 可能なかぎり，迅速に行う（2分以内を目標）

あれば赤，生理学的評価に該当しなくても第2段階の解剖学的評価の表に示す損傷があれば赤，第1段階，第2段階に該当しない場合は，黄色か緑に分類されるが，第3段階の受傷機転と第4段階の災害時要援護者に該当する者は，少なくとも黄色以上に分類する。二次トリアージは，一次トリアージと違い，途中で赤と判断されても必ず最後まで行い，その所見をトリアージタッグに書き込む。1人2分くらいで終わらせるのが目標である。

● 第1段階

生理学的評価（**表11**）を行う。指標はSTART法とほぼ同じであるが，救護所レベル以上は，血圧計，酸素飽和度モニターなどがあるので，これらの機器を活用しての評価ということになる。ショックの判断は総合的に行うことが重要である。いずれかに該当すると赤になるが，解剖学的評価も必ず行う。

● 第2段階

解剖学的評価を行う（**表11**）。その手法はJPTEC™の全身観察にならう。しかし，大きく違うところは，PAT法の全身評価は，トリアージの

Chapter Ⅲ 現場トリアージ

表11 二次トリアージ：生理学的・解剖学的評価法②
(Physiological and Anatomical Triage：PAT)

第1段階：生理学的評価	第2段階：解剖学的評価 (第1優先順位とすべき損傷・病態例)
・意識　JCS2桁以上 ・呼吸　9/分以下，30/分以上 ・脈拍　120/分以上，50/分未満 ・血圧　sBP90未満，200以上 ・SpO₂　90％未満 ・その他　ショック症状 　　　　　低体温（35度以下）	・開放性頭蓋骨陥没骨折 ・外頸静脈の著しい怒張 ・頸部または胸部の皮下気腫 ・胸郭動揺，フレイルチェスト ・開放性気胸 ・腹部膨隆，腹壁緊張 ・骨盤骨折（骨盤の動揺，圧痛，下肢長差） ・両側大腿骨骨折（大腿の変形，出血，腫脹，圧痛，下肢長差） ・四肢切断 ・四肢麻痺 ・頭部，胸部，腹部，頸部または鼠径部への穿通性外傷（刺創，銃創，杙創など） ・デグロービング損傷 ・15％以上の熱傷，顔面・気道熱傷の合併など JPTEC™の全身観察の項目に準拠

注）心肺停止であれば黒（救命困難群）に分類する。

いずれかに該当すれば，緊急治療群　赤

ための全身評価であり，気道確保と活動性出血の圧迫止血以外の処置は行わない。固定などの応急処置は，診療チームに任せる。また，背面観察はPAT法では省かれる。ログロールするマンパワーがないためである。実際の全身観察の基本は視診，聴診，触診，打診である。

○頭

視診で，変形，外表の損傷がないか確認する。触診では，動揺，圧痛がないか確認し，最後に手袋に血液が付着していないか確認する。

●▶陥没骨折，開放性頭蓋骨骨折を疑う脳脱を見落とさない

○顔面

視診で，変形，腫脹，体表の損傷の有無を確認し，次に鼻出血，口腔内出血，耳出血の有無を確認する。触診では，上顎，下顎を触診して

63

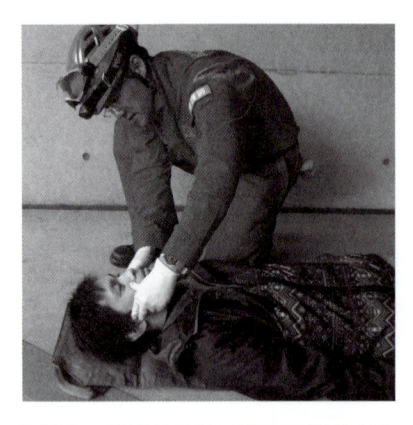

写真 5：触診で DIP の有無を確認する。

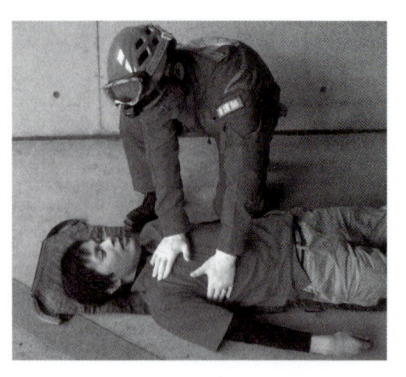

写真 6：片側ずつ両手で胸郭をゆっくり圧迫して DIP の有無を確認する。体表面に打撲痕などがある場合は健側から行う。

骨折がないか確認する。触診は DIP の有無に気をつける。D は動揺，I は痛み，P はポキポキ音（軋音）であり，骨折の所見である **(写真 5)**。

- ▶ 顔面外傷による鼻出血，口腔内出血は窒息の可能性がある

○ 頸部

視診で，気管の偏移，血腫の有無，頸静脈の怒張などを確認する。後頸部痛がないか必ずチェックする。ある場合は頸椎カラーによる固定が必要となる。

- ▶ 頸静脈の怒張は，緊張性気胸，心タンポナーデの所見である

○ 胸部

視診で，左右の胸郭の動き，努力性呼吸の有無，打撲痕などの外表面の損傷を確認する。聴診は，左右の呼吸音（聴診は腋下で行う）を確認する。触診では，DIP および握雪感（皮下気腫）の有無を確認する。触診は，片側ずつ行う。最後に打診を行って，異常な鼓音，濁音がないか確認する **(写真 6)**。

- ▶ 緊張性気胸，開放性気胸，フレイルチェスト，大量血胸，心タンポナーデを見落とさないことが重要である

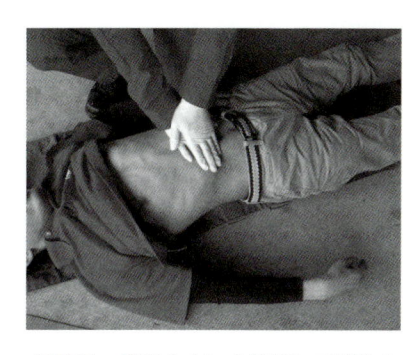

ChapterⅢ 現場トリアージ

写真7：臍を中心に4分割して触診する。圧痛，筋性防御，反跳痛に注意する。

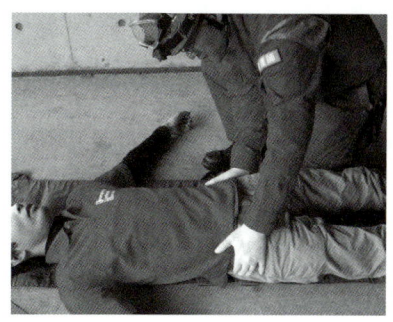

写真8：骨盤骨折の用手的診断では，腸骨稜の内側圧迫，恥骨結合の圧迫で圧痛の有無をみる。

○ 腹部

視診で，打撲痕などの外表面の異常，腹部膨隆の有無を確認する。触診で，圧痛の有無と部位，筋性防御の有無を確認する。腹部の触診は，臍を中心に4分割で行う**（写真7）**。

● ▶ 腹部膨隆，圧痛，腹壁緊張があれば腹腔内出血を考える

○ 骨盤

視診で，腫脹，打撲痕などの外表面の異常がないか確認する。下肢長差は骨盤骨折を疑わせる所見なので必ず確認する。骨盤の触診，すなわち用手的診断は，通常ではレントゲン撮影前に行うことは禁忌であるが，レントゲンが撮れない災害現場では，1回だけ行うことが許される。腸骨稜の内側圧迫，恥骨結合の圧迫で圧痛の有無を確認する**（写真8）**。

● ▶ 用手的診断法は，出血を助長するので，1回だけにとどめる

○ 大腿部・四肢

視診で，大腿部の変形，腫脹などがないか確認する。触診は，片側ずつ両手で行い，DIPがないか確認する。下肢・上肢の視診も，変形，腫脹などがないか確認する。触診は，感覚障害がないか確認し，その後，手の離握手，足の足背など簡単な従命に従えるか確認する。

● ▶ **両側大腿骨骨折は赤である。四肢麻痺を見落とさない**

65

最後に意識レベル（Japan Coma Scale：JCS）をもう一度確認する。瞳孔，対光反射，片麻痺の有無を忘れずに確認する。

　　　●▶脳ヘルニア徴候を見落とさない

● 第3段階
　受傷機転を聴取する**(表12)**。該当する項目があれば黄色以上に区分する。圧挫症候群の可能性があれば赤に区分する。一見元気そうにみえても高エネルギー外傷は，黄色以上に区分して要観察したほうがよい。

表12　二次トリアージ：生理学的・解剖学的評価法③
(Physiological and Anatomical Triage：PAT)
第3段階：受傷機転による対応

	傷病状態および病態
受傷機転	・体幹部の挟圧 ・1肢以上の挟圧（4時間以上） ・爆発 ・高所墜落 ・異常温度環境 ・有毒ガス発生 ・汚染（NBC）

＊特に第3段階の受傷機転で重症の可能性があれば，一見軽症のようであっても準緊急治療群（Ⅱ）以上の分類を考慮する。

● 第4段階
　災害時要援護者に該当するか考慮する**(表13)**。災害の規模，種類により

表13　災害時要援護者の扱い

災害時要援護者に注意し，
　　Children　　　　　　　：幼小児
　　Handicapped person　：障害をもった人
　　Elderly people　　　　：高齢者
　　Chronically ill　　　　：慢性基礎疾患のある傷病者
　　Tourist　　　　　　　　：旅行者（外国人）
　　Pregnant　　　　　　　：妊婦
を考慮して，必要に応じて分類することがある。

どこまで優先するかという線引きが変わる。該当する者をすべて黄色にする必要はないが，妊婦，超高齢者，幼児など単独で行動させることが危険な者は，黄色に区分しておくことが望ましい。

【3】現場トリアージ実施者

　トリアージを実施する者を，トリアージ指揮者（Triage Officer：TO）という。トリアージ指揮者は，職種あるいは役職により行うものではなく，トリアージの概念，方法を心得ている者が行う。災害現場では多くの場合，救急隊員が先着するので，まずは，救急隊員によって行われる。医療班が到着すればその時点で交代してもよい。しかし，少ない医療班をトリアージに回すのは得策ではない。トリアージは救急隊に任せて，医療班にしかできない救護所における応急処置を行わせるべきである。通常，トリアージはトリアージ指揮者1人とトリアージタッグ記載者の2人1組で行うのが効率がよい。医療班がトリアージチームを組む場合は，トリアージ指揮者1人，看護師1人，事務職1人でもよい。この場合の看護師の役割は傷病者に対する声かけが主な役割となる。

【4】現場におけるトリアージを行う場所

　現場におけるトリアージを行う場所として，災害現場，傷病者集積場所，救護所前などがある **(図17)**。災害現場とは，多重衝突事故であればバスの車内，列車脱線事故であれば列車車内などを指す。災害現場では主に救急隊員が，救護所に担架搬送する優先順位をSTART法を用いてトリアージする。傷病者集積場所は，災害現場と救護所の距離がある場合，あるいは災害現場が危険であり取りも直さず傷病者を一気に移動させた場合に設置される。傷病者集積場所では，現場でトリアージされていない場合はSTART法を用いてトリアージする。救護所前では，トリアージポスト（トリアージエリア）を設置して，応急処置の優先順位を決めるため，再度トリアージを行う。多くの場合，医療班により行われ，マンパワーが許すかぎ

り，二次トリアージ（PAT 法）によりトリアージする。傷病者の容態は時々刻々と変化するので，トリアージは繰り返し行うことが必要である。また，同じ赤でも気道（A）に異常のある場合と意識（D）に異常がある場合では，緊急度が違うので，災害現場でトリアージが行われていても，救護所前でもう一度トリアージすべきである。再トリアージは，時間と人を要するが，結果として効率のよい医療をもたらす。

　トリアージは，実施する場所でそれぞれ目的が違う。**図17** にそれぞれの場所での目的を標した局地災害でのレイアウトを示す。災害救出現場では，

現場トリアージ
・救出の優先順位を決定
・担架搬送の優先順位を決定

救護所トリアージ
・応急処置の優先順位を決定

搬送トリアージ
・搬送順位，手段，病院選定

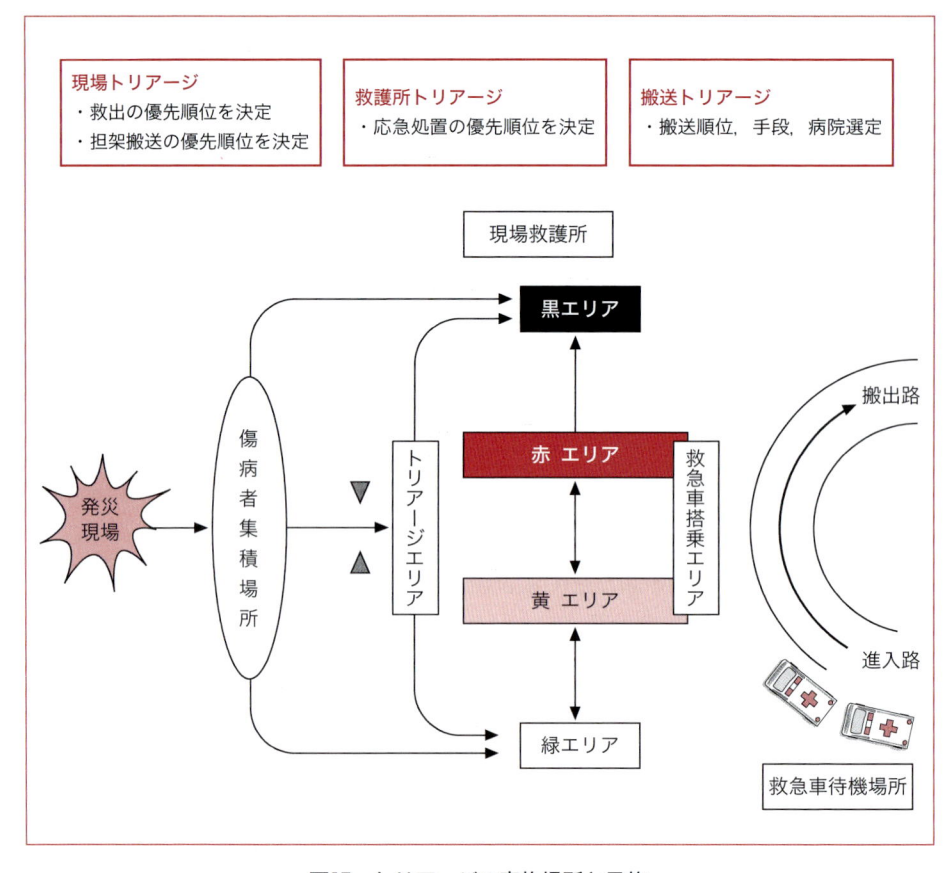

図17　トリアージの実施場所と目的

救護所への救出搬送の優先順位を決めるために START 法を用いて一次トリアージを行う。よって赤と判断したら，担架班に指示して現場救護所に搬送させる。現場救護所では，トリアージエリアを設置し，PAT 法で二次トリアージを行う。このトリアージの目的は，応急処置を施すエリア，すなわちどの傷病者を重点的に応急処置するべきかを決めることである。赤の応急処置エリアに運ばれた傷病者が蘇生術を含む最も濃厚な応急処置を受けることになる。搬送トリアージでは，搬送順位，搬送先を決める。判断は，傷病者の状態はもとより，搬送手段，周辺医療施設の数，収容能力，搬送時間のすべてを勘案して決めなければならない。搬送トリアージにおいては，同じ赤の中で，再び優先順位をつけることになる。

【5】トリアージ方法の選択

一次トリアージと二次トリアージは，必ず一次をしてから二次をするというものではない。どちらのトリアージ方法を選択するかは，医療資源（主にマンパワー）と傷病者の数のバランスで決める**（表14）**。傷病者集積場所のように，少ないマンパワーで短時間に多数の傷病者をトリアージしなくてはならい場合は一次トリアージを行う。また，病院入り口のようにマンパワーが充実してきた所では，ある程度時間をかけて二次トリアージを行うことが可能となる。しかしながら，例えば，病院入り口でも，30人の傷病者がマイクロバスで一度に運ばれてきた場合は，まずは一次トリアージを行うことになるし，傷病者集積場所でも，2人の傷病者に対して，

表14　トリアージの方法と資源との関係

	傷病者集積場所	現場救護所	病院入り口
医療資源 <<<< 傷病者数	一次トリアージ	一次トリアージ*	一次 or 二次トリアージ
医療資源 << 傷病者数	一次トリアージ	一次 or 二次トリアージ	二次トリアージ
医療資源 ≦ 傷病者数	一次 or 二次トリアージ	二次トリアージ	二次トリアージ

＊現場救護所で処置できないような需要と供給のバランス状態においては病院支援を優先すべきである。

2チームの医療班がいれば，最初から二次トリアージを行うことになる。あくまでも，マンパワーと傷病者数のバランスをみて，トリアージ方法を決めることになる。

【6】トリアージタッグの複写部分の活用

　標準トリアージタッグにおいては，複写部分が3枚ある。1枚目が現場救護所用，2枚目が搬送機関用，3枚目が収容医療機関用で，トリアージタッグは，現場救護所を出る段階で完成しなければいけない。完成させたトリアージタッグの1枚目を救護所に残すことになる。しかしながら，この3枚の複写に関しては，さまざまな運用方法がある。ある県においては，1枚目を救急指揮所で回収して傷病者リストを作成し，救護所を出るとき，すなわち搬送前に2枚目（搬送機関用）を回収し，搬出リストを作成している。この場合，搬送機関用の複写がなくなってしまうが，搬送中に残った収容医療機関用を書き写すことにより，記録を残すようにしている。

【7】小児傷病者のトリアージ

　災害時には，小児傷病者は少なくとも20％存在すると仮定される。小児はもともと呼吸回数が大人より速い，あるいは呼吸停止の原因は，循環の問題より気道閉塞の問題であるという特徴がある。ここでは，これらの小児の特徴を考慮したJump START法を紹介する　(図18)。Jump START法は，無呼吸の場合は人工呼吸を5回試みる，正常呼吸回数は15回以上45回以下とする，意識レベルの見方では小児に特別なもの（意識レベルの指標：AVPU）を使用するなどの特徴がある。Jump START法を覚えている場合は行うことが望ましいが，覚えていなければSTART法で代用してよい。その場合はover triage（過大評価）となるが容認する。

ChapterⅢ 現場トリアージ

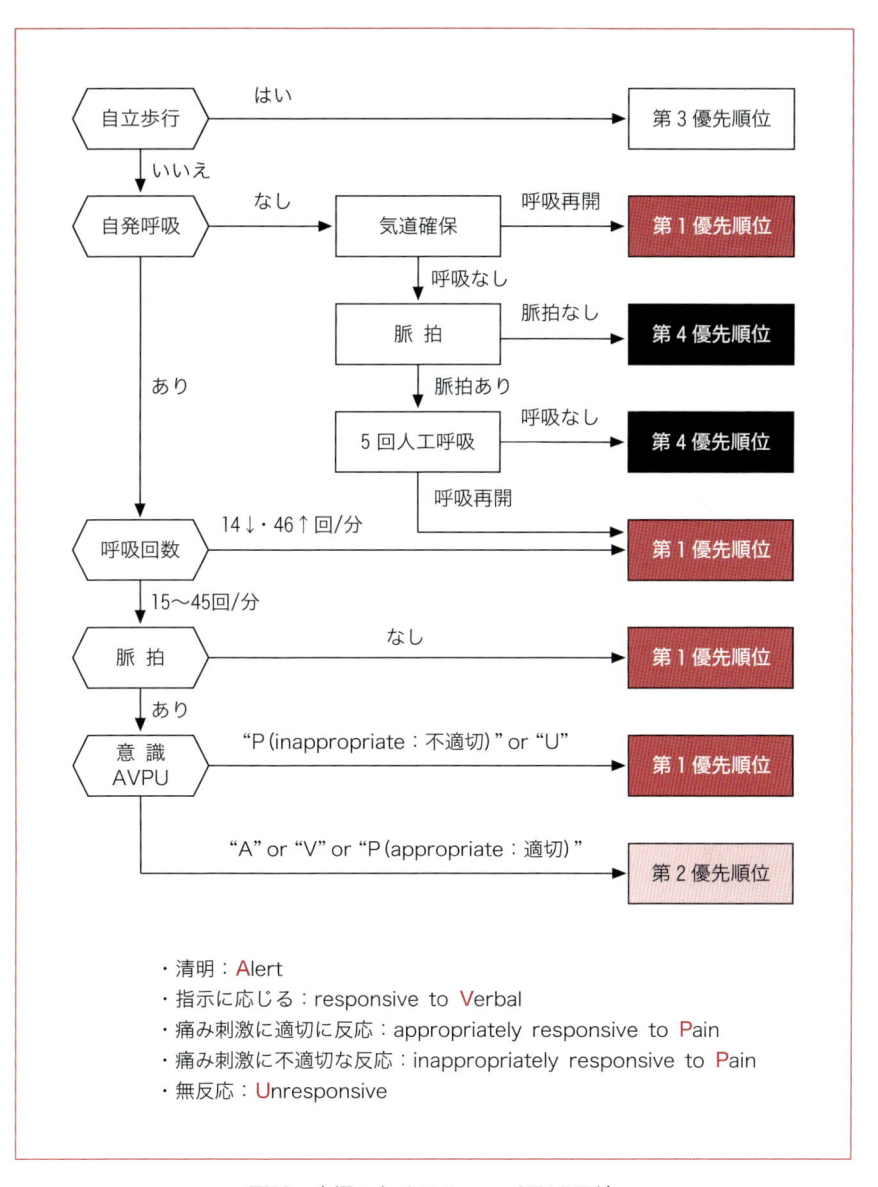

```
自立歩行 ──はい──→ 第3優先順位
  │いいえ
  ↓
自発呼吸 ──なし──→ 気道確保 ──呼吸再開──→ 第1優先順位
  │              │呼吸なし
  │              ↓
  │            脈拍 ──脈拍なし──→ 第4優先順位
  │              │脈拍あり
  │              ↓
  │           5回人工呼吸 ──呼吸なし──→ 第4優先順位
  │              │呼吸再開
  │あり          ↓
  ↓
呼吸回数 ──14↓・46↑回/分──→ 第1優先順位
  │15〜45回/分
  ↓
脈拍 ──なし──→ 第1優先順位
  │あり
  ↓
意識 ──"P(inappropriate：不適切)" or "U"──→ 第1優先順位
AVPU
  │"A" or "V" or "P(appropriate：適切)"
  ↓
第2優先順位
```

- 清明：Alert
- 指示に応じる：responsive to Verbal
- 痛み刺激に適切に反応：appropriately responsive to Pain
- 痛み刺激に不適切な反応：inappropriately responsive to Pain
- 無反応：Unresponsive

図18 小児のための Jump START 法

(Roming LE：Pediatric triage；A system to Jump START your triage of young patients at MCIs. Jems 27：52-58, 60-63, 2002年より一部改変)

傷病者の状態は，時間とともに刻々と変化する．トリアージも一度だけ行えばよいものではなく，傷病者の変化とともにそのつど行われることが必要である．その意味でトリアージは静的なものでなく動的なものである．トリアージを繰り返すことにより，過小・過大評価を防ぐことができる．
　トリアージとは，単に区分けをしてタッグをつける行為ではない．何のためにトリアージしているのかを常に考えて，次の活動につなげる必要がある．黙々とトリアージするのではなく，救急隊，消防隊，レスキュー隊，医療救護班と十分に連携をとりながらトリアージすることが重要である．

【参考文献】
1) 山本保博，鵜飼 卓(監)，国際災害研究会(編)：トリアージ――その意義と実際．荘道社，1999
2) 日本外傷学会・日本救急医学会(監)，日本外傷学会外傷初期診療ガイドライン改訂第4版編集委員会(編)：改訂第4版 外傷初期診療ガイドラインJATEC．へるす出版，2012
3) 日本集団災害委員会(監)，日本集団災害医学会DMATテキスト編集委員会(編)，日本救急医学会(編集協力)：増補版DMAT標準テキスト．へるす出版，2012

〔小井土雄一〕

Chapter IV

搬送トリアージ

Chapter IV

KAI tatsuro

▶ A. 搬送時のトリアージ ◀

　トリアージは変化する傷病者の状態を反映するものでなければならず，静的なものではなく，動的な過程を表す。すなわち，トリアージはトリアージを行ったその時間の傷病者の状態を表すので，災害現場，救出場所，救護所，搬送・搬出時，病院搬入時，手術室搬入時などさまざまな場所で，その場所に適したトリアージを行う必要がある。図19に災害時の傷病者の流れとトリアージを示す。

　搬送・搬出時のトリアージの目的は，適切なしかも受け入れ準備の整った医療機関への傷病者の搬送優先順位を決め，傷病者の搬送をコントロールすることである。そうすることで，無秩序に傷病者が医療機関へ集中することが避けられ，本来もっている医療機関の機能が十分生かされる。医療救護所での治療が功を奏した場合や，第2優先順位の傷病者が時間とともに症状が悪化することもあり，搬送前に再度のトリアージが必要である。搬送トリアージは，搬送ポストの責任者である救急救命士あるいは救急隊

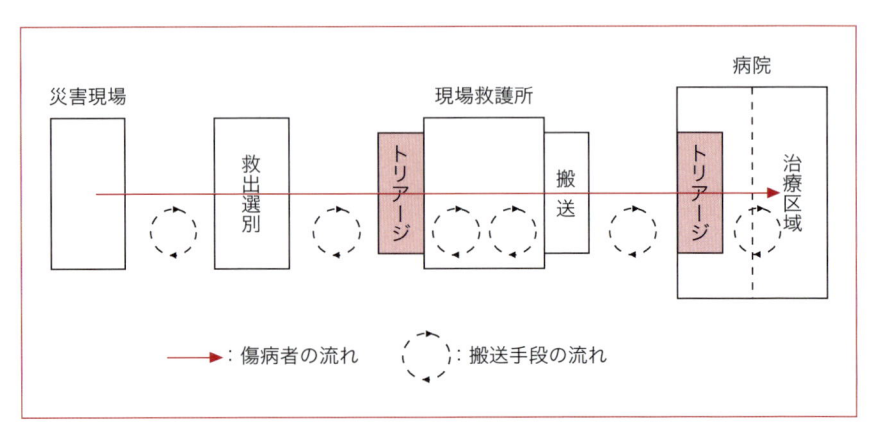

図19　災害時の傷病者の流れ──ベルトコンベアー式管理

(Establishing a mass casualty management system: Pan American Health Organization, Pan American Sanitary Bureau, Regional Office of the World Health Organization より)

員が，医療救護所内のそれぞれの治療区域の責任者と相談し行うのが望ましい。なぜなら，複数の第1優先順位の傷病者がいる場合，予測される搬送時間で，傷病者の生存の可能性が異なる場合があり，その搬送順位の決定は経験の深い医師の判断が必要であるからである。

　搬送トリアージの実際については後述するが，搬送順位を決定するのは，トリアージの順位だけでなく，搬送に要する時間，確保できる個々の傷病者に適した搬送手段，搬送先に向かう車両の収容人員なども考慮に入れる必要がある。例えば，救急車以外の搬送車やマイクロバスが救急車よりも早く利用可能ならば，座ることが可能な傷病者にはそれらの車両を用いて重症傷病者よりも早く現場から搬送してもよいだろう。重症傷病者の搬送は，搬送順位が遅くなっても高規格救急車で単独に搬送する必要がある。搬送順位が高くても，その傷病者を治療する医療機関が特定される場合（例えば，頭部外傷傷病者で脳外科の手術が可能な医療機関に搬送する必要がある場合）は，適切な搬送医療機関が確保できるまで，搬送順位の低い他の傷病者を先に搬送することもありえる。また，搬送順位は低いが特定の医療機関に搬送する必要がある傷病者は，目的の搬送先に向かう優先順位の高い傷病者とともに搬送することも可能である。

　搬送先の医療機関・搬送車両の選択は，以下のように行う。
　①第1順位搬送群（いわゆる赤タッグ群）
　　直ちに，あるいは可能なかぎり早く救命救急センターを含む三次医療施設へ，可能ならば救急救命士が同乗する高規格救急車で搬送するのが望ましい。対象は，
　　　・救命のための手術を必要とする傷病者
　　　・集中治療を必要とする傷病者
　　　・緊急手術を行えば，機能予後が明らかにあがる傷病者
　　である。搬送に時間がかかる場合は，赤治療区域の責任者と協議のうえで，治療区域内での治療を優先するか，搬送を優先するかを決める必要がある。この場合，搬送責任者は，搬送に要する時間を把握しておく必要がある。

②第2順位搬送群（いわゆる黄タッグ群）

すべての第1順位搬送群の搬送が終了した後，二次医療施設へ，場合によっては三次医療施設へ，救急隊員が同乗する救急車で搬送する。

・生命危機の可能性はないが，入院治療が必要な傷病者あるいは専門の治療を要する傷病者。

③第3順位搬送群（いわゆる緑タッグ群）

すべての現場での医療救助活動が終了してから，救急告知医療機関，診療所などに搬送する。救急車を利用する必要はなく，場合によっては一度に多人数を搬送できるバスやバンなども利用する。

④第4順位搬送群（いわゆる黒タッグ群）

遺体安置所が災害現場で設営されている場合は，医師の死亡確認後に遺体安置所へ搬送する。医師が現場にいない場合は，原則としては最後に医療機関へ搬送するが，重症傷病者数がそれほど多くない場合や，赤タッグの傷病者を搬出後に重症傷病者の診療可能な医療機関がある場合は，第1順位搬送群を搬出後に，いわゆる黄タック群の前に搬出することも考慮される場合がある。

B. 搬送体制および搬送手段

　災害現場周辺は，一般的に交通渋滞など大混乱を起こすため，搬送をスムーズに行うためには，災害現場への人・車の制限を行う必要がある。**写真9（および巻頭のカラー写真⑤参照）** に示すように，警察により外側警戒線を設定して災害現場に進入する道路を封鎖し，災害対応に関係する車両，災害関係者のみを災害現場へと誘導する。この外側警戒線の内側に，現場救護所，各組織の指揮所，合同調整指揮本部，ヘリパッドなどを設営し，また，二次災害の可能性のある災害現場そのものには内側警戒線を設定し，人の進入の制限をさらに厳しく制限する必要がある。

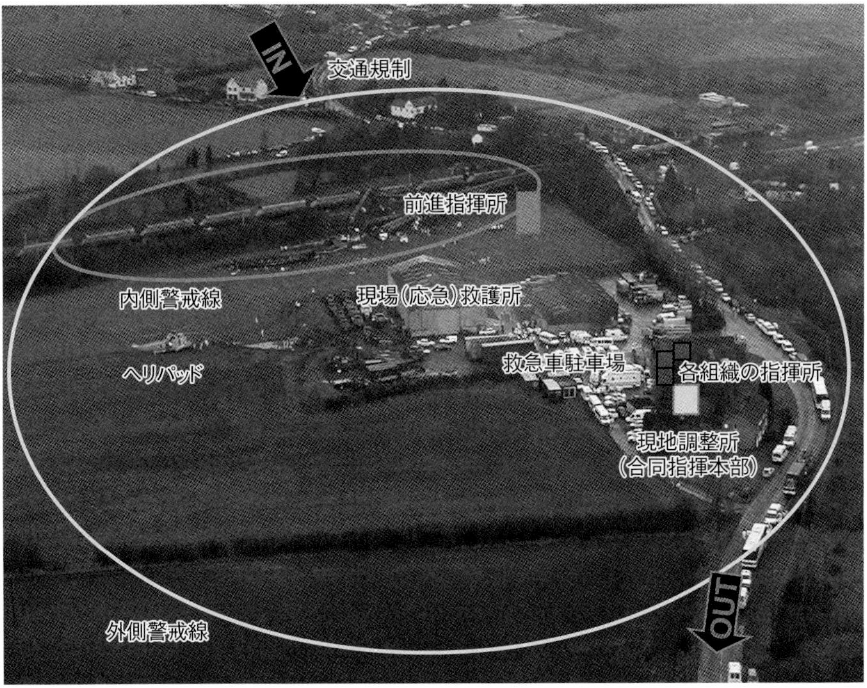

ChapterIV 搬送トリアージ

写真9　実際の災害現場と警戒線
(Advanced Life Support Group；MIMMS コース教材より．
写真提供：Advanced Life Support Group)

　現場救護所より傷病者の搬送をスムーズに行うためには，図20に示すように，救急車などの搬送車両の駐車場を設定し，救護所の求めに応じて搬送車両を救護所出口近くの救急車等収容所に誘導し，搬送トリアージの終わった傷病者を収容する．収容後は，退出路に沿って外側警戒線より外に出て，各医療機関へ傷病者を搬送する．この一連の搬送車両の経路を一方通行とすれば，搬送がスムーズに行える．
　現場から受け入れ医療機関までの主な搬送手段は救急車である．特に，重症傷病者を搬送する場合は，救命処置が行える救急救命士同乗の高規格救急車が望ましい．しかし，災害時には救急車が不足するため，他の搬送手段を考慮する必要がある．この場合，消防あるいは救急車の搬送責任者

77

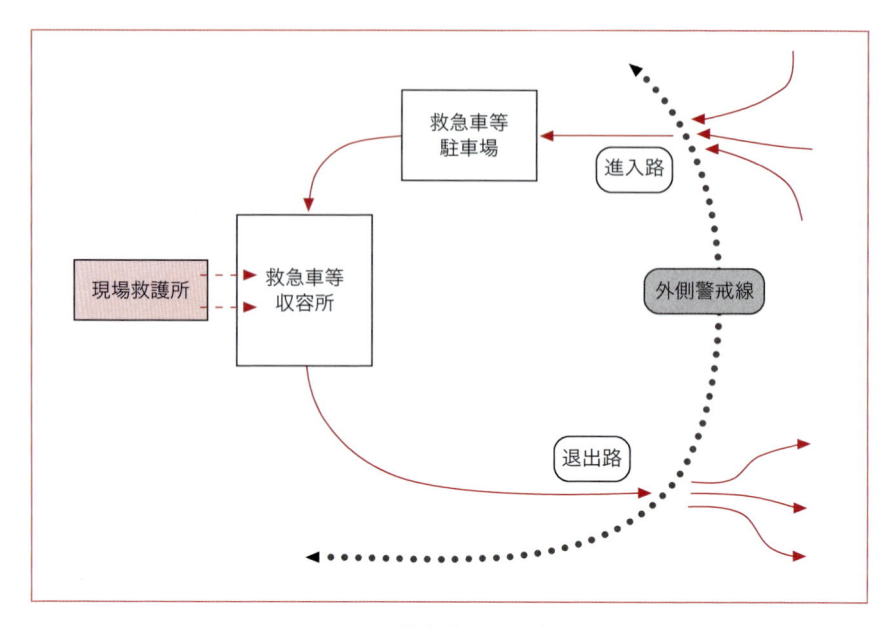

図20　救急車の周回路
〔Advanced Life Support Group(著)，小栗顕二(監訳)：大事故災害時の医療支援—イギリスにおける実践より学ぶ．p.123，へるす出版，1998年より一部改変〕

が，搬送の必要性および実現性を評価する必要がある．搬送手段の選択基準としては，車両の収容能力，入手の可能性，搬送傷病者への適合性を考慮する．軽症傷病者を一時に多数搬送するには，消防や警察のマイクロバスが適しているし，入手もそれほど困難ではない．搬送道路が悪路の場合は，四輪駆動の車両やヘリコプターが適している場合もある．

　1995年（平成7年）の阪神・淡路大震災を契機としてドクターヘリなどのヘリコプター搬送も容易に行えるようになってきた．搬送に時間がかかる場合，広域搬送が必要な場合，災害現場への地上アクセスが悪い場合は，ヘリコプター搬送を考慮する必要がある．

　港や駅が近い場合は，船による海路搬送，列車による搬送も可能となる．

　消防あるいは救急車の搬送責任者は，地域で何台の救急車の確保が可能か，どのような搬送手段の確保が可能かを日頃より検討しておく必要がある．

▶ C. 搬送トリアージの実際 ◀

　搬送トリアージでは，救護所内で行われる二次トリアージと同様に，より正確な生理学的指標や解剖学的な損傷評価を加える．時間の許すかぎり，全身観察や血圧計などの機器も使用して判定する．医療救護班の医師や看護師によって行われるのが一般的であるが，救急救命士や救急隊員によって行われる場合もある．

　図21に，一般的に用いられる二次トリアージ（搬送トリアージ）の基準を示す．ステップ1（生理学的徴候）では，血圧の測定やGCS（Glasgow Coma Scale）の合計点（GCSスコア）あるいはJCS（Japan Coma Scale）を用いた意識レベルの評価を行い，区分の精度を上げる．ステップ1の基準で赤タッグとならなかった傷病者は，ステップ2で解剖学的な評価を行い，緊急度・重症度を決定する．解剖学的な評価に時間をかける必要はなく，損傷を疑いさえすれば躊躇なく赤タッグにする．ステップ1，2において赤タッグの基準に相当しない傷病者については，ステップ3として，受傷機転から第2優先群（黄タッグ群）を選別する．また，後に専門医の診察を必要とする傷病者や，災害時要援護者も黄タッグとする．残りの傷病者が，第3優先群（緑タッグ群）となる．同じ赤タッグの傷病者が複数いる場合は，基本的には，気道の確保（A），呼吸状態（B），循環状態（C），意識状態（D）の悪い順に，搬送順位を決める．実際には，救護所などで気管挿管など気道が確保されている場合は，(B)(C)(D)の悪い順に搬送が決められる．

　搬送トリアージの方法には，Revised Trauma Scoreを用いた，Triage Revised Trauma Score（TRTS）というトリアージ法もある．このトリアージでは，生理学的指標として呼吸数，収縮期血圧，グラスゴーコーマスケールを用い，それぞれの指標を**表15・表16**のように0点から4点に点数化し，合計0点から12点までの点数で表す．**表17**に点数に対応する搬送優先順位を示す．この搬送トリアージの特徴は，第1優先順位の傷

図21 二次トリアージ（搬送トリアージ）の実際

ステップ1（生理学的徴候）

気道解放、呼吸はあるか？
- （いいえ）→ 再度気道開放後 呼吸はあるか？
  - （いいえ）→ 死亡（救命不能）群 黒タッグ
- （はい）→ 下記、いずれかの徴候？
  - 呼吸数：＜10または≧30
  - 収縮期血圧：＜90mmHg
  - GCS≦13（JCS：≧10）
  - （はい）→ 緊急治療群 赤タッグ
  - （いいえ）→ ステップ2へ

ステップ2（解剖学的評価）

外出血は、止血しろ！

下記、いずれかの損傷？
- 鋭的損傷（頭部から鼠径部）
- 開放性頭蓋陥没骨折
- 顔面、頸部の高度な損傷
- 頸部、胸部腫脹
- 外頸静脈の著しい怒張
- フレイルチェスト
- 骨盤動揺、下肢長差
- 15%以上の熱傷、気道熱傷
- 両側大腿骨骨折
- 四肢の麻痺、長時間の圧挫
- 四肢の轢断

- （はい）→ 緊急治療群 赤タッグ
- （いいえ）→ ステップ3へ

ステップ3（受傷機転・災害時要援護者）

下記、いずれかに相当？
- 受傷機転から
  - ✓体幹部の挟圧
  - ✓一肢以上の挟圧（4時間以上）
  - ✓爆発
  - ✓高所墜落
  - ✓異常温度環境
  - ✓有毒ガス発生
  - ✓汚染（NBC）
- 後に専門医の診察必要
- 歩行不能
- 災害時要援護者
  - ✓乳幼児
  - ✓高齢者
  - ✓妊婦
  - ✓既往歴、治療中疾病

- （はい）→ 準緊急治療群 黄タッグ
- （いいえ）→ 非緊急治療群 緑タッグ

80

表15 TRTS (Triage Revised Trauma Score) の計算法

呼吸回数	10−29	4
	＞29	3
	6−9	2
	1−5	1
	0	0
収縮期血圧 (mmHg)	≧90	4
	76−89	3
	50−75	2
	1−49	1
	0	0
グラスゴーコーマスケール (GCS)	13−15	4
	9−12	3
	6−8	2
	4−5	1
	3	0

表16 TRTSの合計点

呼吸数	0−4
収縮期血圧	0−4
グラスゴーコーマスケール (GCS)	0−4
合計点数	0−12

表17 TRTSによるトリアージ区分

第1優先群 (いわゆる赤タッグ群)	1−10
第2優先群 (いわゆる黄タッグ群)	11
第3優先群 (いわゆる緑タッグ群)	12
第4優先群 (いわゆる黒タッグ群)	0

病者も1点から10点と数字化した優先順位をつけることが可能になる点にある。日本では馴染みが低いが，諸外国では重症すぎて治療や搬送をためらう待機群というトリアージ区群がある。TRTS では，1点から3点までの第1優先順位の傷病者がこの待機群に当てはまる。これらの傷病者を搬送する場合は，重症傷病者を受け入れることのできる病院およびその傷病者数，搬送に要する時間，確保できる個々の傷病者に適した搬送手段を十分に考慮して搬送順位を決める必要がある。

(甲斐達朗)

Chapter V

病院でのトリアージ

NAKAMURA kyota
MORIMURA naoto
KYOGOKU takako
YAMAZAKI tatsue

A. 病院でのトリアージの目的と概念

　災害などで多数の傷病者が発生したときに，病院内に傷病者に対する応急処置や根本的治療，専門的治療に対応できる十分なスタッフや医療資器材が確保されているとは限らない。したがって，災害現場だけでなく傷病者を受け入れる病院においても，災害時対応の目的である「最大多数の傷病者に最善の医療を提供する」ために，災害時医療対応の原則が適応される必要があり，3 Ts (Triage, Treatment, Transport) と称される災害時医療支援の第1段階であるトリアージは，優先順位を評価するうえで重要となる。

【1】目的

　病院でのトリアージも，その目的は最大多数の傷病者に最善の医療を提供するため，すなわち適切な場所（部署）に，適切なタイミングで，適切な傷病者を搬送して最善の治療を行うとともに，回復の見込みのない傷病者に貴重な医療資源を浪費してはならないことを受け入れたうえで，「最大多数に最善を尽くす」ことである[1]。

　その目的を達成するため，病院の各部署では，次の治療段階に進むことを目的としたトリアージが実施される。すなわち，病院の入り口では来院した傷病者を適切なエリアに収容するためのトリアージが実施され，救急部の各エリアではどの傷病者から処置や手術を行うかを決めるためのトリアージが実施される。ICU（集中治療室）にどの傷病者を収容するかを決めるためには，救急部のみでなく手術室の状況やすでに入院中の患者を含めたトリアージが必要となる。

【2】概念

　多数の傷病者に対応するなかで，対応する各部署がそれぞれの目的を達成するためには，例えば10人の傷病者がいれば，最終的には1から10までの優先順位をつけなければならない。しかし初めから，1，2，3……10と優先順位を決定するのは困難であるため，最初のステップとして，まずは赤，黄，緑，黒の4段階のカテゴリーにふるい分けし，続いて緊急度の高い「赤」から，1，2，3……と順位づけするという考え方になる。

　傷病者の病態変化を的確に捉えるためには，病院到着後も繰り返して緊急度評価のためのトリアージを実施する必要がある。また，手術や入院など次の治療段階に進むときには，その目的を考慮したうえで再度トリアージを実施する必要がある。すなわち，限られた病床数のICUに搬送すべき傷病者は誰か，どの傷病者から手術を行うのか，など傷病者の緊急度に加え，スタッフや医療資器材などさまざまな要因を総合的に判断しながら優先順位を決定する必要がある。したがって，トリアージを実施する場所も，病院・救急部入り口，救急部各エリア，手術室，ICUなど複数の部署に及ぶ（図22）。

▶ B. 病院でトリアージを行う傷病者 ◀

【1】来院傷病者

　病院に来院した傷病者には，適切な初期治療が実施されるために緊急度を評価し，結果に応じたエリアに収容する必要がある。すなわち，あらかじめゾーニングされているならば，赤・黄・緑・黒のどのエリアに収容するかを決定するために，病院入り口でのトリアージが実施される。救急隊によって搬送された傷病者では，すでに現場でトリアージが実施されてい

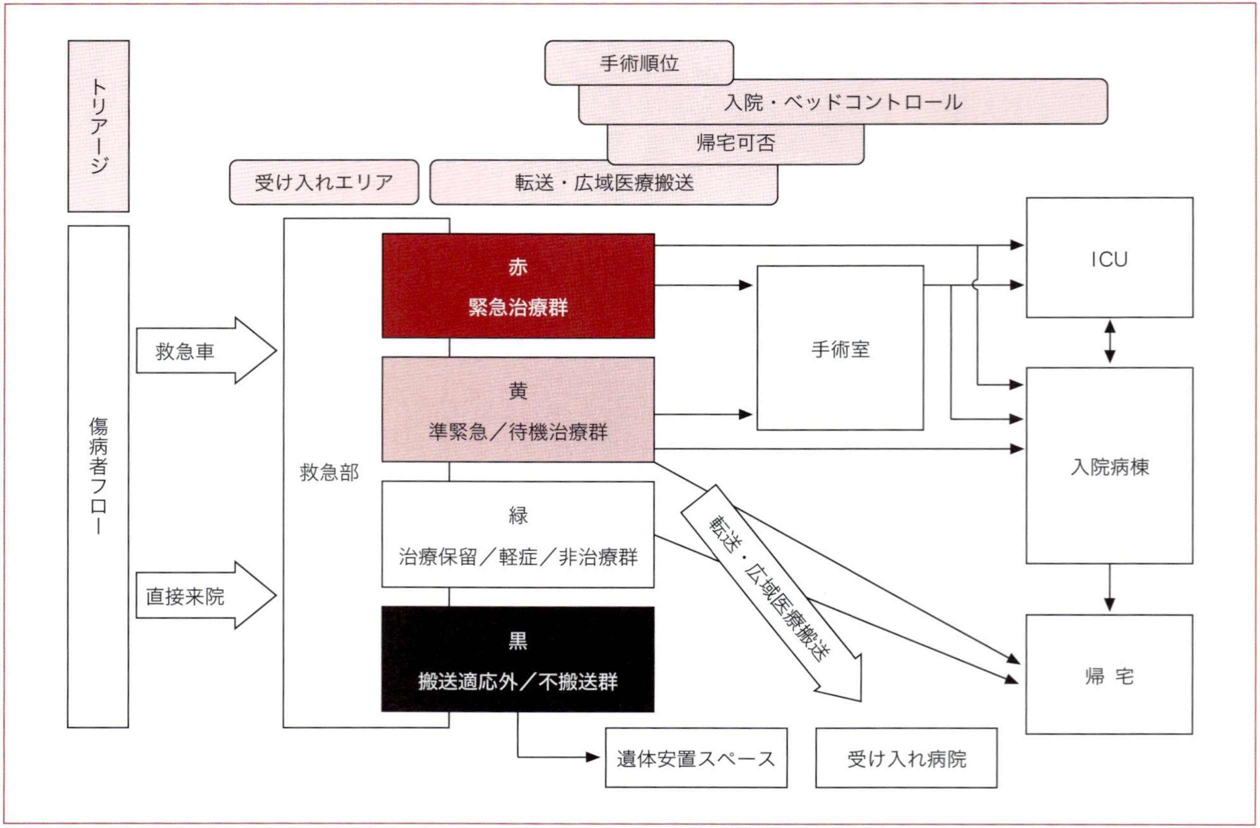

図22 病院における傷病者受け入れとトリアージのフロー

る可能性があるが，改めて病院到着時点でのトリアージが必要となる。
　災害時において，すべての傷病者が救急車で来院するとは限らない。むしろ，発災当初は，比較的緊急度が低いと考えられる歩行可能な傷病者(Walking wounded)が自力歩行や自家用車，民間車両などによって来院することも多い。初期に来院する緊急度の低い傷病者に集中的に医療資源を投入すると，その後比較的緊急度の高い傷病者が救急車によって搬送され，対応に苦慮することも想定される。また，治療の必要性にかかわらず自己主張の強い傷病者が出ることもあり，エリアを隔離して対応することが必要となる。
　災害時に来院するのは，必ずしも外科的治療が必要な傷病者だけではない。外傷でクラッシュ症候群を合併している傷病者や，災害の種類によっては疾病や中毒，環境因子などによる場合など内科的治療が必要な傷病者も来院する。化学や生物，放射線災害では個人防護装備（personal protective equipment：PPE）の装着と除染，ゾーニングなどが必要となる。災害，傷病者のタイプに合わせ，必要な専門スタッフや資器材を考慮する必要がある。また，多くの小児傷病者が来院する場合もある。成人と同じプロトコルでトリアージを実施すると，小児ではその生理学的特徴からオーバートリアージの傾向になる。多くの成人傷病者に小児傷病者が混ざる場合，災害時要援護者として対応することもあるが，多くの傷病者が小児の場合には，緊急度が高い傷病者が増える結果を招くため，小児用のプロトコルを使用する必要がある。

【2】転送・広域医療搬送が必要な傷病者

　傷病者数や緊急度，傷病の特殊性から判断して自施設での対応が困難な場合には，他院への転送を考慮する必要がある。転送を決定した場合，どの傷病者を転送の適応とし，どの傷病者から転送するかを決定するかについても，優先順位の判断が必要である。傷病者の病態や全身状態のみならず，転送先病院との調整，安全に搬送するためのパッケージングなどを加味して決定する。また大規模災害時に，緊急度の高い傷病者の救命と被災

表18 広域医療搬送トリアージ基準

搬送適応（各病態ごとに設定）	不搬送基準
1. クラッシュ症候群 2. 広範囲熱傷 20≦BI≦50 3. 体幹・四肢外傷 4. 頭部外傷 ＊内因性疾患や慢性疾患に明確な基準は示せない	● 体幹・四肢外傷 ・FiO_2 1.0以下の人工呼吸で，SpO_2 95%未満 ・急速輸液 1000m*l* 後に，収縮期血圧 60mmHg 以下 ● 頭部外傷 ・意識が GCS≦8 または JCS3桁で，かつ両側瞳孔散大 ・頭部 CT で中脳周囲脳槽が消失 ● 広範囲熱傷 ・BI>50

〔日本DMAT隊員養成研修受講生用マニュアル（Ver4.3）より一部改変〕

地内医療の負担軽減を図るため，被災地外の災害医療拠点病院に傷病者を搬送する活動を広域医療搬送と称し[2]，阪神・淡路大震災以降，DMAT を中心に体制が整備されてきている[3]。広域医療搬送の体制が整い次第，遅延のないようにトリアージが実施され搬送されなければならない。搬送適応となる病態と不搬送基準を**表18**に示す。搬送適応のなかでも，体幹・四肢外傷や頭部外傷は特に緊急度が高くなることが想定され，次いでクラッシュ症候群，広範囲熱傷となる。搬送に際してはパッケージングを行う必要があり，気道確保や呼吸の補助，循環の安定化，保温などバイタルサインの安定化に向けた処置や損傷部の保護などを実施することが重要となる。クラッシュ症候群では，局所管理としてコンパートメント圧上昇に対する外科的処置に加え，全身管理として輸液によるショックの離脱や尿のアルカリ化，マンニトール使用による腎不全症状の回避が搬送前から求められる。

【3】手術適応の傷病者

複数の傷病者が手術適応であると判断された場合，手術の優先順位を決定する必要がある。優先順位の決定に傷病者の緊急度が参考にされることは言うまでもないが，他にも傷病者側と医療側の両方で考慮すべき因子が

ChapterⅤ 病院でのトリアージ

表19 手術順位決定のトリアージに考慮すべき因子

■傷病者側因子
　✓手術適応の傷病者数
　✓重症度と手術の緊急性
■医療側因子
　✓利用可能な手術室
　✓術式，予定手術時間
　✓手術可能な術者，麻酔科医
　✓(滅菌)手術資器材
　✓専門的医療機器

ある(**表19**)。使用可能な手術室数，選択される術式，執刀可能な外科医，麻酔科医，提供可能な滅菌資器材など多くの因子を加味しなければならない。例えば，バイタルサインが切迫し最も緊急度が高いと判断された開頭手術の必要な傷病者が2人いたとしても，開頭に必要な医療資器材が1セットしかなければ，並列で手術を行うことはできない。必要な医療資器材を緊急で取り寄せることができなければ，1例については転送を考慮する必要がある。転送が難しい場合には，並列での開頭手術ではなく，医療資器材の再滅菌時間などを加味し，緊急度はさほど高くないが短時間で終了できる手術を優先させるというのも選択肢の1つとなりうる。

【4】入院適応の傷病者

　救急部での治療を終え入院適応と判断された傷病者や術後の傷病者の入院病棟について，ICUにするのか一般病棟(内科，外科など)にするのかを決定するときにも，優先順位を判断する必要がある。考慮すべき傷病者側の因子として，人工呼吸管理や綿密な循環管理，鎮静が必要な場合には，ICUなど管理に必要な設備やスタッフが整った環境が望ましい。医療側因子としては，ICUや外科病棟の空床状況，スタッフ数などがあげられる(**表20**)。また，例えば一般病床でも，日頃から人工呼吸器装着患者を管理している病棟であれば，人工呼吸器が必要な傷病者の入院先として考えら

表20 ベッドコントロールに関するトリアージに考慮すべき因子

- ■傷病者側因子
  - ✓気道確保，人工呼吸器の必要性
  - ✓綿密な循環管理の必要性
  - ✓鎮静の適応
  - ✓傷病者の病態・術式
- ■医療側因子
  - ✓空床状況（ICU，一般病床）
  - ✓スタッフ配置
  - ✓人工呼吸器などの台数・病棟での管理体制

れるなど，個々の病院・病棟における実際の対応能力も加味するべき因子となる。

【5】入院中・治療中の患者

病院の収容能力には限界がある。そのため，状況によっては災害発生以前から入院中の患者も含めて優先順位を評価し，どの傷病者をICUや外科病棟の観察室で管理し，内科病棟で管理するのかなどを判断する必要がある。すでにICUで人工呼吸器管理されている患者であっても，災害で搬送された傷病者の優先度が高いと判断されれば，病棟の観察室に移動して人工呼吸器管理をすることを余儀なくされるかもしれない。また，一時退院や転院を考慮する必要が出る可能性もある。病態や社会的因子も含めて優先順位を決定する必要がある。

【引用・参考文献】
1) Carley S, Mackway-Jones K（著），MIMMS日本委員会（監訳）：Hospital MIMMS 大事故災害への医療対応―病院における実践的アプローチ．pp.97-107，永井書店，2009
2) 佐藤和彦：広域医療搬送．勝見 敦，小原真理子（編）：災害救護．pp.260-264，ヌーヴェルヒロカワ，2012
3) 日本集団災害医学会DMATテキスト編集委員会（編）：DMAT標準テキスト．pp.219-222，へるす出版，2011

（中村京太，森村尚登）

▶ C. 病院でトリアージを行うための準備 ◀

【1】準備の目的と考え方

　傷病者数に対して医療資器材（医薬品・診療材料・ベッド・マンパワー）が不足する災害発生時では，そこにある限られた医療資源を有効に使って最善の医療を提供するために，傷病者の治療優先順位をつけることを目的としたトリアージを行う。
　トリアージは，一度行えばそれで終わりではなく，傷病者の状態や発生数，残された医療資源など支援は流動的に変化する。病院の救急外来，初療室，応急処置室などでは，何度でもトリアージを実施し，その時点での優先順位を再評価する必要がある。

【2】事前準備

　災害時のトリアージでは，日常診療の常識とは異なる手順を踏まなければならない。混乱を最小限にするために，トリアージに関わるスタッフは，次の注意点を遵守することを心がけたい。
　①病院で対応できる医療資器材を正しく周知しておく。
　②院内のスタッフをチーム化し，行動計画を練っておく（アクションカードなど）。
　③リーダシップが発揮できる指揮官を選んでおく。
　④1人の傷病者に多くの時間を費やさない。
　⑤気道の開放，外出血の止血以外は治療しない。
　⑥「最も近い」「最も騒がしい」傷病者から，トリアージを開始しない。
　⑦他人のトリアージ結果を非難しない。
　トリアージタッグは，事前に記載できるところはあらかじめ記載（機関ごとの通しNo.，実施日，実施場所，実施機関，実施者など）しておくこ

とやトリアージタッグの記載練習なども行うなどの準備をしておきたい。平時の医療資器材の確認，ストック数，臨時の物流の調整ができるかなど資器材に関わることは，各診療科，資器材の保管部署の管理者が把握しておく必要がある。

また，トリアージ実施者は誰が適任なのか，トリアージの実施場所はどこが適切なのか，傷病者対応の院内の動線はどのようにするのかなど，院内の委員会などで定期的に検討を行い，災害時の初期対応の整備から，各スペースの配置位置，傷病者のフロー図などを作成しておく必要がある。そのためには，イギリスで開発されたMIMMS（Major Incident Medical Management and Support）に示された災害医療支援に必要な対応のなかで，体系的にこれらを行うための項目（CSCATTT）をどのように実践するか，事前に院内学習会やシミュレーション（机上，実践など）を取り入れた災害訓練などに取り込み，昼夜にかかわらず災害に強い病院対応能力を発揮できるための準備が大きな要となる。

医療救護活動計画のなかで役割を担うすべての個人が，有効なトリアージを実践で発揮するためには，それぞれの職務についての訓練を受けておくことや模擬患者を用いたトリアージ訓練，机上訓練，多組織合同訓練（行政，消防，警察など）を受けておくことがあげられる。同じ状況の災害は存在しないことから，さまざまな場面で臨機応変に，最善の行動を選択できるように訓練を積んでおくことが重要である。

【3】発災後の準備

1）搬送車の動線

地元の消防救急車は救急医療機関への搬入経路を熟知しているが，大災害発生時は他地域の消防救急車，警察車両，一般乗用車など，周辺の地理も救急受付へのアクセスも知らない車両による搬送もある。したがって，これらの車両に対してトリアージポストへの誘導を迅速かつ的確に行い，混乱を最小限にする必要がある。また，複数の搬送車両が来院するか予測

がつかないため，誘導をあらかじめ決定しておく必要もある。

2）傷病者の受け入れと誘導

　トリアージポストでは，トリアージの訓練を受けた医師，看護師などが搬送されてきた傷病者の緊急度によるトリアージを行うための準備をしておく。初期診療ポストからは，さらに病棟，検査室，手術室などへの移送が続くので，これらの傷病者の誘導に関しては，事務職員などが傷病者の属性，傷病名，移送先を把握し，確実な移送が迅速・安全に実施できるよう手配する準備が必要である。

3）傷病者の基本情報収集と取り扱い

　傷病者の身元（氏名，年齢，住所など）および実際に傷病者が収容されている部署を確実に把握しておくことは重要である。警察，行政，メディアが搬送傷病者に関わる情報を求めてくることは予測される。傷病者について得られた個々の情報をどのようにして院内災害対策本部が把握し，家族などに伝えるかは災害対応のなかでも最も重要な事項である。傷病者の基本情報は，事務部門のスタッフなどが傷病者の移動に伴って必要な書き換えを行い，的確な傷病者情報の提供が行えるように準備をしておく。
　マスコミの取材には，傷病者の個人情報保護をどのように管理するか，事前に協議しておく必要がある。
　また，傷病者の所持品を収納するバッグなども準備しておく必要がある。所持品は，身元不明の傷病者の確認をするうえで極めて貴重なものであるため，常に傷病者の手元にあるように管理し，紛失や置き忘れがないようにする。

4）人員配置と資器材の確保

　搬入される傷病者の人数に応じて医師，看護師，事務職員を招集・移動

できる体制を準備しておく。スタッフの個々の専門性と人数，傷病者の緊急度・重症度によってフレキシブルに対応できるシステムも事前準備には必要と考える。トリアージポストの設営では，文具，トリアージタッグ，診療録のセット，傷病者情報集約用のホワイトボード，パイプ椅子などの準備が必要である。

D. 病院でのトリアージ

(1) 病院でのトリアージは，傷病者への医療資源の分配を緊急度と重症度に応じて効率的に決定することであり，トリアージポストでは搬送順位と初期治療ポストを選択することが任務である。トリアージを実施する医師の責任は重く，決定は絶対である。

(2) トリアージ医師が誰であるかを容易に識別できることが重要である。目立つ色の専用ジャケットを着用し，特別な任務の医師であることが識別できるようにしておく。

(3) トリアージポストでは，トリアージ医師の決定を受けて直ちに傷病者を搬送車からストレッチャーに移し，救命処置を行いながら迅速に搬送するための搬送要員の確保と必要な医療器材を準備しておかなければならない。

(4) 医師，看護師，事務職員がチームとなり，酸素ボンベ，蘇生バッグマスクを設置したストレッチャー，車椅子，診療録を準備しておく。

(5) トリアージ実施後の対応として，
　①「黒タッグ」は，蘇生を断念して家族への説明を行い，直ちに遺体を安置場所に移す。

②「緑タッグ」は，施設外で対応し，帰宅させる。
③「黄タッグ」は，全員を病院に収容し，二次トリアージを実施して完結する。
④「赤タッグ」は，最も重要な対象で，災害医療施設からの転送や直接来院を問わず，そのときの施設の医療能力に応じて対応する。
　広域大規模災害の場合ならびに医療能力が乏しい場合や地域内傷病者数を予測できない場合は，非被災地拠点病院への転送を手配する。
　転送に際しては，気道確保（気管挿管）と静脈路確保を行い，最低でも1 l の補液の指示が必要となる。
　その他必要に応じて，創部の止血，骨折部の安静，胸腔ドレナージなど，搬送中の生命維持手段を加えて送り出す。実際的には，転送を原則とし，普段の医療レベルとそのレベルに固執することは避けなければならない。

（京極多歌子）

E. 病院でのトリアージの実際

　大規模な事故や災害が発生すると，多数の傷病者が短時間に医療施設に搬送されてくる。2005年（平成17年）に発生したJR福知山線脱線事故のような集団事故（局地大災害）の場合は，現場でトリアージが行われ，迅速な医療処置を必要とする治療優先順位の高い傷病者［トリアージタッグ区分の赤（Ⅰ）をつけられた最優先治療群］が先に搬送されてきた。しかし，地震のような広域自然災害の場合は，救急車のみならず，自力で来院する傷病者や家族や近隣の人の車で来院する傷病者，被災者バスに乗せられて搬送されてくる傷病者などなどさまざまな手段によって多数の傷病者が搬送されてくる。つまり治療の優先順位に関係なく，軽症者から重症者までが医療施設に押し寄せ，さらに，救急車による搬送も平時の数倍が予想される。

2011年（平成23年）3月に発生した東日本大震災の被災地である宮城県塩釜市の坂総合病院では，「サイレンを鳴らしながら搬送してくる救急車は，昼夜を問わず病院正面玄関前で列をつくり，平時の6倍以上の搬入件数であった」と報告している[1]。

　このように，災害発生直後は病院も被災し，医療従事者も被災者でありながらも，限られた医療器材・限られた医療従事者，限られた時間の中で，多数の傷病者を受け入れなければならない。そこでは，混乱する状況下で最大限の効果を上げ，最良の結果をもたらすために「災害時のトリアージ」に切り替えていくことが必須となる。本稿では自然災害を想定した病院トリアージについて述べる。

【1】病院玄関（入り口）での来院者受け入れ管理

　地震などの自然災害発生直後はライフラインが途絶えている。このようななか，病院には灯りや暖などを求めて避難してくる被災者，入院中の患者の安否確認にくる家族や被災者，治療薬を求めて来院する内服治療中の被災者などが来院してくる。つまり，来院者は傷病者だけではなく，病院入り口には多数の傷病者や外傷のない被災者が集まってくるということになる。

　そこでまずは病院入り口で，
　　①傷病者であるのか否か，来院者の振り分けを行う。
　　②傷病者に対して歩行可能であるか否かの選別を行う。
　　　→帰宅可能な軽症者は，可能なかぎり病院内には受け入れず，情報収集後帰宅させる。

　災害発生直後に医療施設がどれだけ貢献できるかが重要である。病院の避難所化を防ぎ，緊急性の高い傷病者の受け入れをスムーズに行えるように施設内受け入れ体制を整えるべきである。病院入り口でのトリアージは，医師・看護職以外の職員で対応は可能である。

【2】トリアージエリア（ポスト）の立ち上げ

一刻も早くトリアージエリア（ポスト）を設営することである。**(写真10)**。
① 設営場所
　・多数傷病者を搬入できるような病院入り口か外来待合室などの比較的広く安全な場所に設営する。
② トリアージ・治療・搬送の移動経路が一方通行に流れるようにゾーニングを直ちに行い，誰もがわかるように表示する。
③ 牛追い技法*1にて入り口管理を行う。
　*1 放牧されていた牛が牛舎に戻るとき，ゲートに向かって徐々に狭くなるように柵を設置することで，ゲートを通過するときは1頭ずつで通過する技法。（巻頭のカラー写真⑪参照）
④ トリアージ実施者を明確にする。
　・蛍光色を使用した腕章，誰もがはっきりと視認できるような目立つ服装にする。

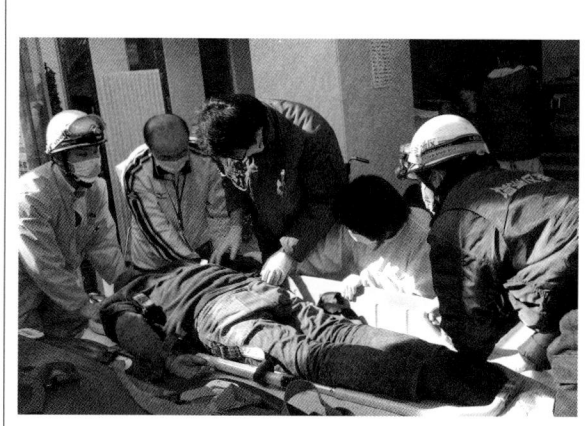

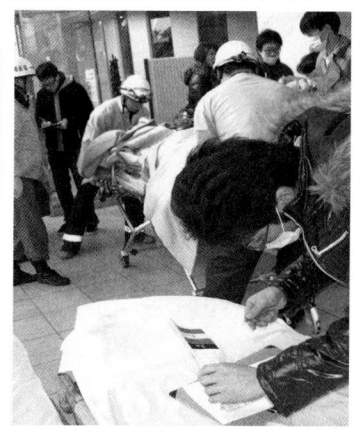

全員30秒で重症度判断，傷病者情報記入，各ブースへ

写真10　トリアージエリア（ポスト）
〔写真提供：佐々木隆徳氏（前・坂総合病院救急部）〕

⑤迅速な受け入れ体制を確立する。
・人員の招集と役割分担を決定する。

　阿鼻叫喚のなか，トリアージ・治療の場所と搬送のための移動経路の混乱を最小限にするための動線管理およびレイアウトをすることが不可欠である。家族・マスメディア用の掲示板や待機場所，さらに周辺の道路使用についてなど，警察との協議が大切である。

【3】トリアージの実施

　傷病者には一次トリアージとして，大まかなSTART法トリアージを実施して各エリアに搬送し，次に医療（二次トリアージ）を行うことが，効率よくかつ安全と思われる。
　超急性期は情報不足であり，医療資源や人材の限られた状況下で迅速かつ効率的に，傷病者の状態を評価し一定のカテゴリーに分類するには，
　①シンプルなSTART法トリアージを行う
　　・トリアージタッグを使用する際，タッグのゴム部分の色を白ではなく他色に換えておくと，現場で行ったトリアージと病院着後入り口で行ったトリアージの判別が簡単につきやすい。
　②各エリアに搬送後，再度，より洗練した生理学的・解剖学的な医療トリアージ（二次トリアージ）を行う
　　・二次トリアージは，治療と搬送の優先順位を決定するトリアージである。したがって可能なら，災害医療に精通し経験豊富な麻酔・救急・外科系医師が就くのが望ましいと考える。
　③トリアージ指揮者の決定に異議を申したてない
　　・混乱した状況下では，担当者に任せてよけいな口出しはしない，ルールを守ることが大切である。

　前述の塩釜市内の坂総合病院では，地震発生より13分後の14時59分にはトリアージエリアを立ち上げ，来院した被災傷病者全員を受け入れて，START法トリアージを1人30秒で行っている **(写真10)**。

【4】入院患者（傷病者）への対応

(1) 入院患者の搬送先の記載と把握，転院先がわかるような入院患者表示用掲示板を設置する。
　　どのエリアでもホワイトボードなどを利用して，入院・転院先が明確にわかるように記載すべきである。
　①トリアージ実施後，入院となった傷病者についてはすべて一元的に把握できるように，受け入れ傷病者の情報と診療状況を登録する。リアルタイムな記録ができるように災害対策本部の判断により，最適な人的資源の配分が必要である。
　②各エリアに傷病者が滞り，次々に搬送されてくる傷病者に対して対応不能にならないよう，トリアージ決定に従って順次搬送することが必須である。また入院患者の院内移動により，傷病者搬送の動きが見えない，入院患者の位置を把握できない，などのことがないようにすべきである。

(2) トリアージ実施者・記録者，治療者などに要する人手が搬送にとられないよう，医師・看護師以外の搬送班としての専任が必要であり，最適な人員の配置と人員の有効活用，さらに担架や車椅子などの「物」の準備も大切である。

【5】人員配置について

(1) 赤エリア
　　経験豊富な麻酔・救急・外科系医師が望ましい。看護職も外科・手術室の経験者が望ましい。

(2) 黄エリア
　　外科ならびに内科系医師が望ましい。看護職も同様である。

地震や事故などの災害では，傷病者には骨折などが多く，車椅子利用による移動が多くなることが予想される。したがって理学療法士の配置が望ましい。

(3) 緑エリア

トリアージを受けた時点では軽症者であるが，傷病者の病態は一定ではない。刻一刻と変化することを予測して，傷病者にしっかり予測される症状など注意点の説明ができる者が望ましい。小処置の必要な傷病者には看護師の判断で行えるように病院として取り決めたり，また薬剤師による薬の説明などが行えるとよい。

(4) 黒エリア

多数の傷病者が発生の場合は治療の優先権が与えられない。病院に搬送されながらも治療がなされないことは，駆けつけた家族には耐えがたいものである。現状をしっかりと家族に説明でき，精神的に強く，気遣いのできる者の配置が望ましい。

(5) 遺体安置所

これまでは人命第一を優先して治療していたため，「遺体安置所には，医療従事者ではなく事務職を配置しています」という声が聞かれる医療施設も少なくなかった。確かに今救命処置をしたら助かる人を優先する考えに異論はない。しかし，突然の別れや突然遺族となってしまったそのご家族の気持ちを察して関わることのできる者の配置が望ましい。

死亡診断書の記載は医師のみしかできないことであるが，遺族への状況説明などは医師以外の職種，例えば，看護師でも行えることである。

遺体は五体綺麗に整っているとは言い難い。少しでも人らしく整え，病院として，医療従事者として，尊厳にふさわしい敬意をもって接することが大切である。家族（遺族）が必要としている説明や対応ができる人材，職員を配置することは重要なことである。家族が突然遺族となり，「忘れられる被災者」とならないように配慮すべきである。

また，安置する場所は腐敗を避けるために，日光が直接当たらない場所，環境温度が上がらない場所が望ましい。

災害発生時は，それぞれの職種の業務範囲を広げること，つまり業務拡大であり，慌てることなく落ち着いて判断・指示・解決ができるような人材の育成が重要である。最終的には組織として一定の研修を開催し，修了者は登録して実践できるようにするべきだと思う。

施設の受け入れ能力に見合わない，多数の傷病者を一挙に受け入れると医療能力はさらに低下する。これは職員にとっても傷病者にとっても精神的・肉体的ストレスにつながる。救急車の受け入れについても，傷病者数と緊急度・重症度，救命の可能性から救急車搬入台数を考慮する（トリアージ）必要がある。

平時と違い災害時は，多数傷病者を受け入れ，守り助けるためには，法的な規制のなかで業務を行うことには無理がある。したがって，組織とし

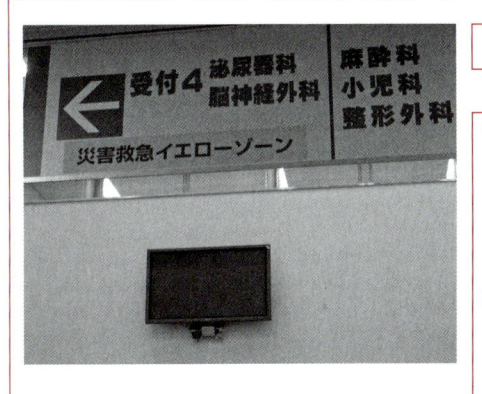

"黄" 医師 アクションカード

＊指揮命令系統の遵守

1. 命令・指示
   □部門の責任者の指示に従い，連絡はその責任者を通して対策本部に連絡する。
   □責任者〜対策本部を経由しない各部門との連絡は行わない。
   □患者情報は責任者を介して災対本部へ報告。
2. 患者急変時
   □原則として急変は場所を移動しない。
   □急変時本部に連絡し医師を派遣してもらう。
   □急変患者発生時，外来にあるモニターなどの資器材を使用して対応する。
3. その他
   □必要な処置は各外来部門にある器材を使用して行う。

写真11　平時よりトリアージカラーで表示されている

(岩手県立大船渡病院の例)

て平時から災害時に備えて，実践的な訓練・準備をしておくことが重要である．訓練では職員一人ひとりが，それぞれの立場や経験年数から，どのように考え行動することがよいかを考える訓練を定期的に実施することが重要である．**写真11**のように，平時から病院内にトリアージカラーで表示しておくのがよい．

【引用・参考文献】
1) 山﨑達枝(監)，小熊 信(編)，坂総合病院東日本大震災災害医療活動振り返りプロジェクトチーム(著)：3.11東日本大震災「事実の記録と教訓化」災害医療における組織マネジメント——新たな課題への取り組み．日総研，2013
2) 一般社団法人日本集団災害医学会(監)，日本集団災害医学会DMATテキスト編集委員会(編)：DMAT標準テキスト．へるす出版，2011
3) 石原 晋，益子邦洋(監)，大友康裕(編)：プレホスピタルMOOK4．多数傷病者対応．永井書店，2007
4) 大橋教良(編)：災害医療——医療チーム・各組織の役割と連携．へるす出版，2009

(山﨑達枝)

Chapter VI

防災訓練におけるトリアージ

TAKAKUWA daisuke

近年，地域で行われる総合防災訓練において，医療救護所を設置し，医師・看護師による「トリアージ」「安定化処置」「後方病院への搬送」といういわゆる TTT 訓練は定着してきた。

また，災害拠点病院，DMAT，赤十字救護班などについては専門教育として，カード式トリアージ，エマルゴトレーニングシステム™などの教育を経て，模擬患者に対するトリアージが各種研修などにおいて実施されている。

「防災訓練」といっても，県をまたぐ広域的大規模な訓練から，市町村レベル訓練，院内の傷病者受け入れ訓練，病院被災時対応訓練などがあり，広域災害対応，局地災害・事故対応などさまざまである。

本稿ではとりわけ筆者が，1990年（平成 2 年）から今日まで実施してきた各種訓練における傷病者受け入れとトリアージを中心に述べることとする。

A. トリアージの概念と実践

1990年10月，武蔵野赤十字病院を会場として参加者約 1,200 人規模の「病院前受け入れ訓練」を実施した。そのきっかけとなったのは「災害時には病院にけが人が多数押しかけてくるだろう」という発想であり，1995年（平成 7 年）の阪神・淡路大震災の 5 年前に実施した訓練であった**（写真12）**。

病院の防災委員会の協力を得て，3～4 か月前から病院の受け入れ体制を構築していただき，傷病者にはムラージュ（特殊メイク）を施し，トリアージエリアを設けた。

訓練は土曜日に病院を休診にして実施し，あらかじめ想定した傷病者役は独歩で来院する者，担架で搬送される者，救急車で来院する者など，現在行われている訓練と大差はない。

当時，この訓練を企画担当する立場であった私としても「訓練をうまく

ChapterVI 防災訓練におけるトリアージ

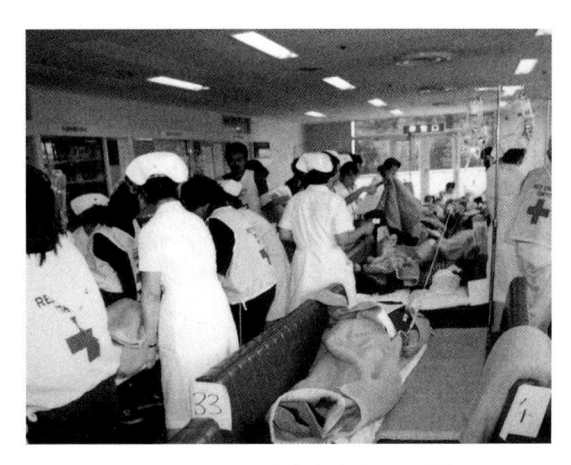

写真12 武蔵野赤十字病院での訓練

やらなければならない」と思っていたことは事実であり，日本赤十字社東京都支部としては，年中行事となっていた災害救護訓練で，「救護所」をメインとした訓練から「病院」を会場にした訓練へと発想の転換をしたのであった。

　武蔵野赤十字病院への設問は「災害時に傷病者が大勢押し寄せてくるかもしれないので，万全に準備せよ」であった。もちろん訓練の実施日時は決まっていたが，どのような傷病者が何人来院するかはブラインドとした。また，傷病者役は近隣の高校生と看護短大生らにお願いし，演技指導を行った。

　訓練当日は，病院側も受け入れ体制を考え，各エリアへの職員配置を行った。

　病院の外来待合室を使っての受け入れとなり，混乱はあったものの無事終了した。当時の院長は終了後，「これだけの規模で行うのは初めてで，最初はどうなることかと思ったが，やればできるものだ」と講評している。

　しかし，当時はSTART法などの指針や明確な「トリアージ」という概念はほとんどなく，医師の判断で「重症」「中等症」「軽症」を判断していたと記憶している。

105

その後の阪神・淡路大震災をきっかけとして医療に関する訓練が大きく変化した。

医師・看護師に求められるスキルの重要性と「日本における災害時派遣医療チーム（DMAT）の標準化に関する研究」（辺見 弘：2001年度厚生労働科学研究報告書）などにより，急性期の災害医療を担うトレーニングを受けた医療チームとともに，災害医療における共通言語と共通理解の重要性が求められることとなった。

また，この震災の体験から「助かる命を助ける」「防ぎえた災害死をなくす」という考え方も定着し，そのための情報共有が重要であるという概念も定着することとなった。

「災害医療＝トリアージ」とは必ずしも言えないが，「トリアージの概念」を医療関係者と関係する各機関が共有化しておくことは非常に重要であると考える。

▶ B. 災害医療における地域連携について ◀

その後，2004年（平成16年）に新潟県中越地震，2007年（平成19年）7月に中越沖地震を経験し，被災地の医療機関が非常に混乱した経験に基づき，武蔵野赤十字病院を会場として「武蔵野市総合防災訓練」を実施することとなり，その企画に携わった。

日時　：2007年9月2日（日）8時〜12時
場所　：①武蔵野赤十字病院（東京都武蔵野市境南町，611床，災害拠点病院）
　　　　　②武蔵野市立境南小学校
主催　：日本赤十字社東京都支部
参加機関：日本赤十字学園（看護大学・短大），東京消防庁，警視庁，陸上自衛隊，境南防災懇談会，武蔵野市医師会，東京西赤十字血液センター，病院職員約100人

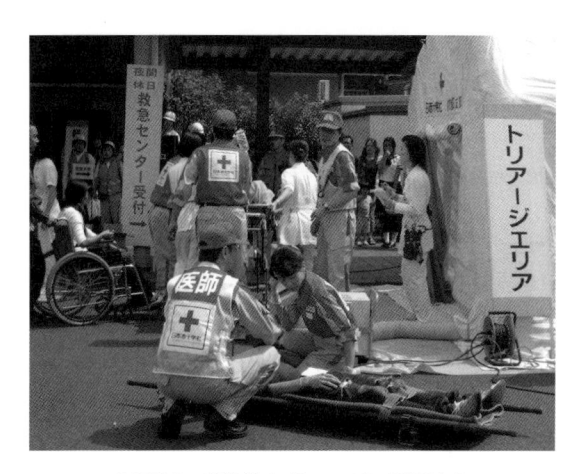

写真13　病院前トリアージ（2007年）

被災想定：首都直下地震（多摩地域震源）

「防災の日」を中心に国・各都道府県・各地域で行われる総合防災訓練では，たいてい「消防」「ライフライン」「避難誘導」が中心となるが，「医療」に視点をあて，武蔵野市防災安全部の理解により，市総合防災訓練の会場を「病院」としたことは画期的であったと思う **(写真13)**。大規模な多数傷病者の受け入れ訓練は，1990年，1995年，1999年，2001年，2004年とそれまでにも5回ほど実施しているが，本訓練も事前に準備をすることなく，災害発生と同時に職員が行動するというシナリオであった。

　この訓練を契機として武蔵野市では市の総合防災訓練には，「医療」と「福祉」を必ず関連づけることとした。市内を5つのエリアに分割し，それぞれに避難所・救護所の設置計画と告示病院の役割を明確化した **(図23，巻頭のカラー写真⑥参照)**。

　これまでに，2008年：松井外科病院，2009年：武蔵野陽和会病院，2010年：天誠会武蔵境病院，2011年：吉祥寺南病院において，「トリアージ研修」ならびに実際の「傷病者受け入れ訓練」を実施してきた。

　トリアージに関する研修では，総合防災訓練の数週間前に武蔵野赤十字

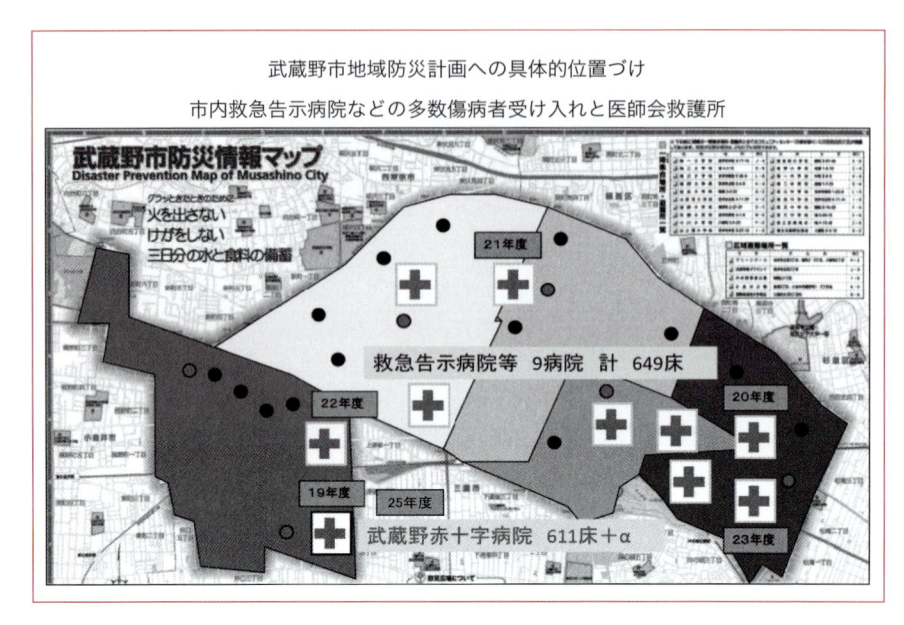

図23　武蔵野市災害医療体制

病院救命科の医師が各病院に赴き，医師・看護師などに訓練をする予定のSTART法，PAT法について机上でトリアージシミュレーションを行い，トリアージタッグの書き方について実習してから訓練当日を迎えることとしている。

　さらに「CSCA」に関する基本的研修を行い，各病院の特性や地域性，規模などに応じた受け入れ対応を院内で考えてもらうようにした。また，当日は市民の協力のもと模擬患者数十人にムラージュを施し，医師会救護所において「赤」「黄」と判断された傷病者を市民の力でそれぞれの病院に搬送した。その他，直接病院を訪れる「緑」の傷病者や付添者，「黒」の模擬患者も数人準備した。実際に処置，検査，手術などを実施するか否かは，各病院の当日のリソース（資源）に任せたため，それぞれが自主的に受け入れ体制を構築するための会議を数回実施し，病院ができること，できないこと，今後に向けてやらねばならないことを明確化することができた。

C. トリアージ訓練の実際

　災害医療の実践経験がない病院関係者にトリアージの概念を知ってもらうために，事前に「机上実習」と「実働訓練」に分けて学習していただくこととした**(写真14)**。まず，机上実習ではトリアージの概念と災害医療に関する講義を受講し，その後トリアージタッグの説明を受け，START法，PAT法のカード式またはスライドによるカテゴリー分類を実施した。

　職種は医師・看護師のみならず，コメディカルや事務職員にも参加してもらい，防災訓練に向けた準備の一環としての学習の機会を設けた。最初はとまどいもあったが，すぐに慣れていただけた。

　訓練実施までに約2週間の準備期間を設け，この間に病院受け入れ体制に関する話し合いを数回実施してもらい，訓練当日は，実施側に対してはブラインドで実施することを基本とした。

　訓練を成立させるための要素の1つとして，「傷病者の送り出し」があるが，一般住民の協力で行うため，傷病内容を付与する場合にバイタルを表現することが難しかった。

　したがって，どうしても傷病内容のカードを携帯させることになるが，トリアージ実施者は最初からこのカードを見てカテゴリーを決定するので

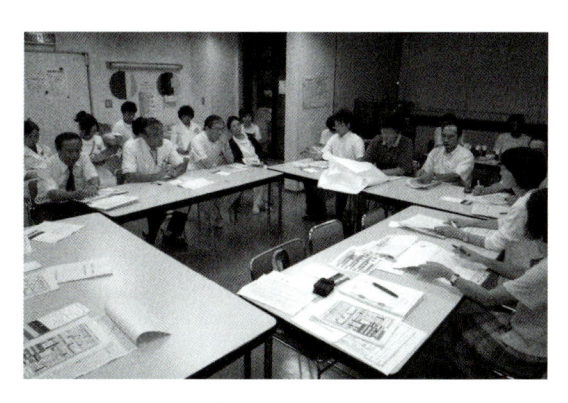

写真14　市内病院における事前学習会

はなく，なるべく「傷病者観察」を基本とすることが重要である。

また，必要に応じて呼吸・脈拍・循環などを表現させるために，「神の声係」を家族として付き添わせてトリアージを実施した。

傷病者のカテゴリーは受け入れ側の状況に応じて，おおむね，緑：50%，黄：35%，赤：10%，黒：5%といった割合で時間差を設けて送り出すことにした。受け入れ側には訓練企画に携わった医師をコントローラーとして配置し，トランシーバーで傷病者送り出しの加減を微調整した。

このような検証を毎回実施したうえで「武蔵野市地域防災計画」では，市内9つの救急告示病院と1つの災害拠点病院，6か所の避難所・救護所において災害時の医療を展開することとしている。

関係医療者が「トリアージの概念」および市内の傷病者受け入れ体制について共通理解をすることは非常に重要であり，さらに県外からの応援医療班（DMAT）の受け入れや，消防とのコラボレーションについても検証しておくべきである。行政が一方的に地域防災計画に「災害医療」を描くのではなく，一歩一歩検証しながら実行力を向上させていくことが大切である**（写真15・表21）**。

当院は災害拠点病院として，「赤十字救護班」や「DMAT」の派遣を行うとともに，地域内病院の院内受け入れのための「トリアージ」研修や「地域災害医療対策訓練」のお手伝いをさせていただいている。

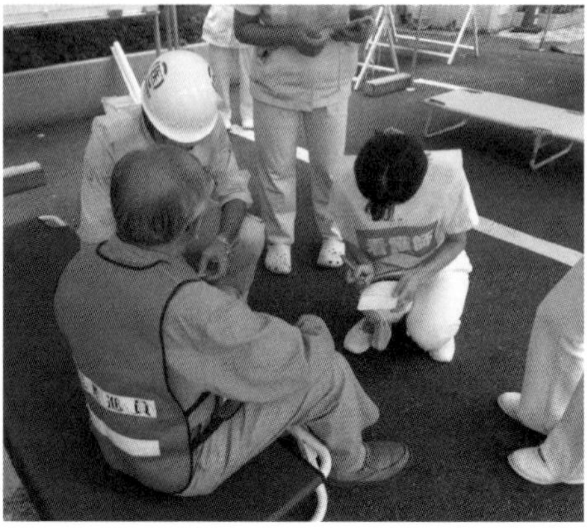

写真15　市内病院前トリアージ（2010年）

表21　訓練計画概要

6か月前：訓練規模の設定と概要に関する打ち合わせ
3か月前：参加者調整と傷病者役募集
2か月前：参加者勉強会とカードトリアージの練習
1か月前：院内体制に関する調整（役割分担，指揮命令系統，通信など）
3週間前：院内掲示，トリアージタッグ・ビブス・ムラージュキットなど購入
2週間前：院内説明会，傷病内容の調整，一覧表の作成，傷病カードの作成
1週間前：搬送資器材の準備

D. トリアージは災害医療のすべてではない

　災害医療を学ぶにあたって，トリアージの概念やスキルを身につけることは大切であり，「災害医療＝トリアージ」と捉えられることも多いが，当然のことながら地域においても，「CSCA」があって「TTT」が円滑に実施されると考えなければならない。

　しかし，「CSCA」の構築は非常に難しく，市町村レベルでも一定のスキルをもった「災害医療コーディネーター」を育成任命し，それを補填する管理事務機能を構築すべきであると考える。

　武蔵野市においても，医師会全体の災害時情報共有ツールがないため，メールの一斉送信などを利用している現状である。

　今後は，防災無線端末やトランシーバー，衛星携帯電話などのツールを整備し，どのように運用するかを決めておくことが課題となっている。

　また，2011年（平成23年）の東日本大震災以降，急性期の外傷診療に加えて，内科医師，小児科医師，産科医師，薬剤師など，亜急性期，慢性期の基礎疾患に対する医療ニーズが比較的早いフェイズで現れてくることも実証された。

　高齢社会である今日，介護を必要とする在宅患者も多く，人工呼吸器装着者や在宅酸素利用者，障害者など，災害時要援護者を地域全体でどのよ

うに守るかは最大の課題である。

　したがって，避難所や非避難世帯におけるアセスメントも非常に重要であり，被災者のなかから援護が必要な人をいち早く見つけることが「災害関連死」を防止することにもつながる。

　現在武蔵野市では，「医療」に加えて「福祉」をどのように地域防災計画に取り込むか模索を始めており，地域包括支援センターを中心として，災害時福祉避難所とその機能をどのように確立させていくかなどを課題としている。

▶ E. 市民によるトリアージと応急手当 ◀

　地域住民にトリアージの概念を知ってもらうということは，災害医療の混乱を未然に防ぐ意味からは重要であるが，地域住民がトリアージそのものを実施することは非常に難しい**（写真16）**。

　応急手当の内容を理解するとともに，傷病者の観察や搬送が正しくできないと「トリアージ」までたどりつけないため，日本赤十字看護大学看護実践・教育・研究フロンティアセンターと武蔵野地域防災活動ネットワ

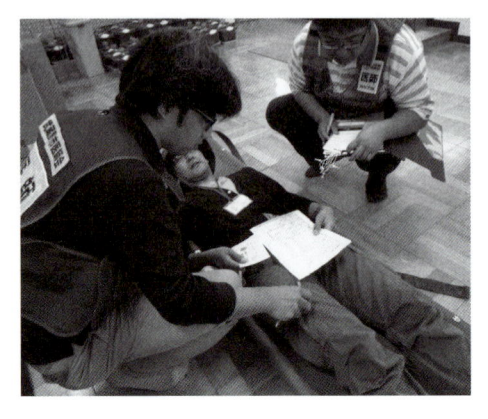

写真16　武蔵野市医師会によるトリアージ（2012年）

ーク〔COSMOS：小原真理子（日本赤十字看護大学）ら〕により,「地域防災セミナー」が2005年（平成17年）から毎年開催されている。このなかで,「地域住民によるトリアージ」と題して, トリアージの概念の教育や実際に模擬患者にトリアージを実施するという試みがなされている。このセミナーでは,「応急手当」「搬送」「ロープワーク」「救助・救出」「トイレ対策」「要援護者対策」などについて, 幅広く一般に紹介している。

　地域住民が,「トリアージ」に遭遇する場面や医療関係者不在の状況下で, トリアージタッグによる傷病者カテゴリーを決定しなければならない状況は極めて少ない。しかしながら, 誰が重症か, 誰から病院に連れていかなければいけないか, どのような応急手当が必要かなどを考えながら「トリアージ」の体験学習を行うことにより,「災害時の多数傷病者発生時には, 医療の優先順位を決めることにより限られた資源で最大の命を救う」という概念を理解してもらうことは, 災害時に限られた医療資源のなかで最大限の救命医療を実施するうえで非常に重要である。

F. 飯田市における体制整備と訓練の見学

　2010年（平成22年）8月,「地域健康安全を推進するための人材育成・確保のあり方に関する研究」〔厚生労働科学研究健康安全・危機管理対策総合研究事業, 研究代表者　曽根智史（国立保健医療科学院）〕の視察事業として標記訓練に参加した。
　災害拠点病院も被災してしまえば単なる被災地内医療機関であり, 病床数が多く, 高度医療を行っていれば人的被害は大きくなる可能性がある。
　したがって, 広域災害の被災地となってしまった場合, 当該災害拠点病院は外来患者を制限し, 医療圏全体で被災傷病者をシェアすることで, Preventable Trauma Death（防ぎえた外傷死）を軽減しなければならないという責務を有している。
　武蔵野市では医師会との協力において救急告示医療機関の役割がようや

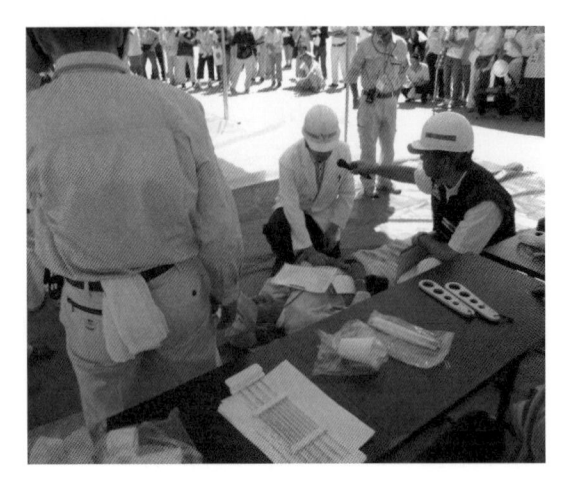

写真17　飯田市医療対策訓練（2010年）

く明確化され，災害医療コーディネーターが選任されたところであるが，依然として情報共有などの課題も山積している。飯伊地区保健医療圏の下記の取り組みは，私たちが取り組んできた課題をすでに実践しており，大変参考となった**（写真17）**。

- 新潟県中越地震以降，保健所を中心とした二次医療圏包括医療協議会全体で災害医療体制の構築に取り組んでいる。
- 訓練を行事として捉えず，医師会や病院が自らのための訓練を実施している。
- コアメンバーのモチベーションをアップさせるため，外部講師を招き講演会を実施している。
- 地域住民に向けて，災害時医療に理解を求めるリーフレットを作成し全世帯に配布している。
  傷病者は「災害拠点病院」に直接来院せず，至近の診療所において一次トリアージを行うという体制である。
- 関係機関同士の通信手段として衛星携帯電話を市が配備している。
- 関係者のメーリングリストと携帯一斉メールを活用している。

- 医療本部運営訓練をリアルタイムで実施している。
- 県広域災害・救急医療システム（長野県 EMIS）を活用している。
- 受け入れ病院（飯田市立病院，飯田病院）が大規模な職員体制で訓練を実施している。
- 都内と異なり，地域的に職員の住居が至近であり参集の利便がよい。
- 休日に200人の病院職員が参加して訓練が行われている。

　市内の体制づくりを経て本訓練を実施するまでの，飯田保健所佐々木所長のご尽力は大変なものであり，地域性の違いはあるにせよ，地域災害医療は「人の熱意」でできあがっていた。

　その後，武蔵野市医師会の訓練反省会で飯伊地区のことを紹介させていただいた。消防，災害拠点病院，医師会，保健所，地域住民が一体となって日常の保健医療から災害時の対応まで，限られた資源の効率的配分に向けて努力することは，防ぎえた外傷死を最小に抑えることができると確信することができた。

▶ G. 防災訓練での体制構築と地域防災計画への反映 ◀

　これまで述べてきたように，訓練を行事で終わらせることなく，地域災害医療の体制整備に役立て，「地域防災計画」に反映させることが重要な目的である **(表22)**。

　当初は，小中学校の避難所・救護所を中心に計画をしてきたところであるが，「傷病者は病院に集まる」ということを考えると，災害拠点病院，救急告示病院などや開業医がいち早く受け入れ体制を構築し，傷病者の救護活動を始めなければならない。また，被災傷病者に対して医療資源の適正配分が行えるような体制をめざさなければならない。

　「トリアージ」という概念を学習し共有することは，災害医療関係者のモチベーションのアップにつながり，スキルとして身につけることの重要性

表22　体制整備計画の例

Command & Control	本部対策室，組織体制，機関連携，訓練，ネットワーク
Safety	制服，PPE，耐震対策，防寒避暑対策，停電対策，転倒防止，安否調査 応急手当
Communication	情報・通信ツール，関係者名簿，ソーシャルネットワークの活用，情報共有
Assessment	研修の実施，避難所シミュレーション，机上訓練，災害時要援護者の把握
Triage	スキル研修，タッグの整備，トリアージエリア資器材（担架台・カテゴリーシート）
Treatment	救護所設置用資器材（医療資器材，薬品，電源など），配備計画と管理方法・訓練
Transportation	搬送用資器材（担架，レスキューカー，車椅子など），搬送技術の取得

の理解につながった。次に，これをダイナミックに地域対策に展開させるため，行政や関係団体と協力して防災訓練で検証し，計画的に体制を整備することとしている。

　武蔵野市は災害時の医療体制整備を目的として「トリアージ」の概念を共通理解することから始めた。今後はさらに，訓練内容を充実させ，被災地域内全体のアセスメントや医療と福祉の連携，市民と医療機関の相互理解などを目的として，今後の計画を進める予定である。

（高桑大介）

Chapter VII

集客イベントにおける
トリアージ

SUZUKI kensuke
YAMAGUCHI koji

近年，多数の観客を動員する大規模集客イベントが国内各地で開催されているが，日本集団災害医学会では，この際の観客などの集団をマスギャザリング（群衆）と呼び，「一定期間，限定された地域において，同一目的で集合した多人数の集団」[1]と定義している。また，集客イベント開催においては，多数傷病者事故（Mass Casualty Incident：MCI）の発生に対応する体制構築が要求されている。MCIとは，地域の救急医療体制において，通常業務の範囲では対応できないような多数の重症傷病者を伴う事故災害のことであり，短時間に多数の傷病者が発生し一時的に混乱するため，適切な体制を構築し特別な人的・物的資源を投入することが必要であると考えられている[2]。

　国内各地で行われている大規模集客イベントにおける観客救護体制を見ると，AEDなどの医療資器材を多数準備することや，救護所を観客動員数に見合うだけ設置することなど（物：ハード面）については充足されていると思われる。しかし，救護要員の教育および訓練，指揮命令系統や情報伝達など（体制：ソフト面）の構築は，一部を除き皆無の状態であると言っても過言ではない。また，MCIは自然災害に比べて事前の救護体制構築により減災は可能であるが，必要性や体制構築手段の理解が十分ではなく立ち遅れているのが現状である。過去の事例では死傷者が多数発生し，その責任の所在を巡り係争となった集客イベントもあり，楽しいはずの集客イベントが暗い記憶にならぬよう，集客イベントにおける救護体制構築と準備について考える必要がある。

A. 集客イベント救護体制の特徴

　集客イベント（マスギャザリング）が他の病院前救護と異なる点として，以下のことがあげられる。
　①傷病者発生率（PPR：Patient present rates：参加者1,000人にお

ける傷病者の割合）に関与する因子に知識や理解が限られている[3]。
②利用できる資器材や医療チームの専門性や組織によって，医療の限界に大きな違いがある[4]。
③PPRや病院搬送率（TTHR：Transport to hospital rate：参加者1,000人における傷病者病院搬送の割合）がイベントにより変化する。イベントごとにPPR・TTHRを予測する有効なモデルはない[5)6]。
④一般的な統計から見込まれる数値より高いPPRになる可能性があり，緊急度が高い傷病者に遭遇する可能性がある[7]。
⑤違法薬物の使用やアルコールによる影響があることを念頭におく必要がある[8]。
⑥マスギャザリングに関する報告は，急性期の治療（処置）の視点から報告されていることが多く，ヘルスプロモーションや公衆衛生学の視点については注目されていない[9]。
⑦集客イベントはMCIが発生する可能性があるため，その地域のさまざまな機関の協力が必要となり，共通言語が必要となる[7]。

このように集客イベント（マスギャザリング）は，日常の病院前救急医療の状況と異なる点が多く，多数傷病者が発生する可能性を秘めている。しかし，開催される場所と時間が決まっているため，事前に救護計画を策定することやシミュレーションの実施などにより，PPRを減少させることが可能である。

B. 集客イベント救護体制の要件と現状

救護体制を構築する要件として，
　①傷病者への迅速なアクセスを確立すること
　②効果的かつ適切な傷病者の安定化と搬送
　③（イベントのスポンサーなどのニーズにより）軽症者に対して現場で処置（手当）を行うこと

の3項目があげられている。

さらに，マスギャザリングの特性を捉えるための9項目 **(表23)** や，救護体制のプラン作成に必要な15項目 **(表24)**[10]が提唱されている。これらを基に，事前に集客イベント概要を十分に把握することで，実効性のある救護体制を構築することが可能である。

表23 マスギャザリングの特性を捉えるための9項目

1. 天候（気温，湿度）
2. イベントの継続時間
3. 屋内または屋外
4. 開催地で群衆が主に席に座っているか移動するか
5. 境界がある（フェンス／収容している）または境界がない
6. イベントのタイプ
7. 集団の心的状態，アルコールや薬物の利用
8. 集団の密度，開催地の地理（地形，場所）
9. 集団の平均年齢

〔Arbon P：Mass-Gathering Medicine：A Review of the Evidence and Future Directions for Research. Prehosp Disaster Med. 22(2)：131-135, 2007年より〕

表24 マスギャザリングイベントに対する救急医療体制のプラン作成に必要な15項目

1. 医師によるメディカルコントロール
2. 事前調査
3. イベント医療班との連携
4. 診療レベル
5. 人員確保
6. 医療資器材
7. 診療設備
8. 搬送手段
9. 公衆衛生
10. アクセス
11. 緊急手術対応
12. 通信体制
13. 指揮・統制
14. 記録
15. 質向上努力の継続

(高橋耕平，森村尚登：スタジアムにおける救護体制. 救急医学 36：1026-1029, 2012年より)

集客イベントの救護体制について公表されている報告，および筆者らが体制構築などに関与した事例について提示する。

【1】サッカー大会[11]

国際的には，サッカー大会に関連するMCI発生事例は数多く報告されており，世界各国でさまざまな救護体制が構築されている。2002年（平成14年）にわが国で行われたFIFAワールドカップ大会では，スタジアムを4つに区分し，医師2人，看護師2人，救護班員1人を医療救護班として4か所の救護室に配置した。以上の体制に加え，MCI発生に備え各区分に救護班員15人，集団災害対応医療班として医師1人，看護師1人，救急救命士2人を2班，ヘリ搬送医療班として救急医1人，看護師1人，ドクターカー医療班として救急医1人，看護師1人を2班配置した。

一方，日本プロサッカーリーグ（Jリーグ）における救護体制は，集客イベント救護体制の要件を十分に満しているとは言い難い状況である。2010年（平成22年）から2011年（平成23年）に実施されたJリーグホームスタジアムを対象としたアンケートによると，すべてのスタジアムで防災マニュアルが整備され救護室を設置していたが，MCI発生時に備えた対応計画を策定しているスタジアムは2割以下であった[12]。

【2】マラソン大会

救護体制の多くは，数キロメートルごとに救護所を設置し医師や看護師を待機させ，傷病者を搬送するものであったが，2007年（平成19年）から行われている東京マラソンでは，救護所以外にランニングドクターと沿道救護システムを導入している。救護所は3〜5kmごとに設置し，医師2〜4人，看護師3〜4人，スポーツトレーナー3〜4人を配置した。また，フィニッシュ地点にメディカルセンターを設置し，医師6人，看護師16人，スポーツトレーナー17人を配置した。合計40人の医師，66人の看護師，71人のスポーツトレーナーが配置された。ランニングドクターは医療従事

者100人が2人1組になり，コース内を選手と一緒に走りながら緊急時に対応する役割を担った[13]。沿道救護システムは，具体的には以下の3つのスタッフから構成された[14]。

 ①モバイルAED隊（救急救命士2人または3人1組×8隊）
  自転車（マウンテンバイク）に乗り，コース上で救護の必要な傷病者が発生した場合に駆けつけ，救急車要否の判断や応急処置を実施する。
 ②BLSチーム（トレーニングを受けた救急救命士養成校学生3人1組×18チーム）
  コース上に位置し，目視により近くで救護の必要な傷病者が発生した場合に駆けつけ，モバイルAED隊が到着するまでの対応を行う。
 ③救護指令本部スタッフ（医師2人，救急救命士1人）
  モバイルAED隊とBLSチームの救護活動を統括し，すべての医療情報を一元化および共有化し，全救護要員に対してメディカルコントロールを踏襲し指揮を執る。

　以上の救護体制導入により，マラソン大会中に心停止になった13人のうち，迅速な心肺蘇生とAEDの使用により11人が社会復帰に至っている[15]。

　東京都イベントガイドライン[16]によると，「医療救護所の設置数は，東京消防庁と協議し消防機関の現場救護所などと整合性を図りながら，観客数約1万席（人）に1か所を目安に設置するよう努める」と明記されている。また，多数傷病者発生時に関して，一時的に傷病者の収容にあたる臨時救護所や，臨時救護所で対応できない場合には集団災害用救護所を増設することが記載されている。

【3】プロ野球球場

　2007年（平成19年）に行われたプロ野球ホームグラウンド13球場における集団災害医療体制の実態調査では，医務室あるいは救護室は1～2か所であり，医師は全施設で1人，看護師は0～2人，1球場で救急救命士あるいは救急隊員数人がボランティアとして参加していた。トリアージポス

トを設定している球場は7か所であり、プロ野球の球場がMCI体制の対象であるという認識は、球場により相違が大きかったと報告されている[17]。

【4】万国博覧会

2005年（平成17年）に行われた愛知万国博覧会における緊急医療体制[18]は、会場内に3か所の診療所を設置し、医師5～6人、看護師30人がそれぞれ常駐した。その他に、会場内に設置された臨時消防署に愛知県内の消防隊員99人が集められ、救急車を4台配備した。さらに、救急救命士のボランティアを最多で1日約30人確保するとともに、MCI発生時の医療現場指揮者（ドクターコマンダー）を選任し、その役割の明記と周知を徹底した。

【5】お祭りなどのイベント

2000年（平成12年）6月に北海道札幌市で開催されたYOSAKOIソーラン祭り[19]では、本祭終了直後の当日の後片付けをしていたイベント実行委員10人が原因不明の爆発により受傷した。私的病院の救急車2台に医師2人、看護師2人が分乗し待機していたが、災害事故発生時にはイベント終了時間を過ぎていたため引き揚げていた。しかし、札幌市の救急医療体制に負荷を与える規模ではなかったため、傷病者の緊急度と重症度を迅速かつ確実に判断し、適切な搬送先を選定するためのトリアージが行われた。

2001年（平成13年）7月に兵庫県明石市で開催された市民夏まつりの花火大会では、花火打ち上げ終了直後に、駅から花火会場に通ずる歩道橋上において群衆雑踏事故災害が生じ、多数の死傷者（死者11人、傷病者247人）が発生した[20]。救護体制としては、近隣病院への協力要請、救護所の設置（医師の派遣なし）、緊急時の救急要請に対しては近隣消防署からの救急車派遣体制のみで、MCI発生時の対応について関係機関との事前協議は全く行われていなかった[21]。多くの死傷者発生事例であったため事後検証が行われたが、お祭りなど比較的安易に考えられてしまう集客イベントに

おいても，MCI発生に備えた救護体制の改善が提言された。

　高エネルギー外傷が発生する可能性が高い諏訪大社下社御柱祭[22]における救護体制では，MCIが発生した場合に備え会場から離れた場所に救護所を設置し，近隣の病院から医師および看護師や医薬品の対応が早急に確保できる体制を整え，傷病者搬送用の大型バスとワゴン車を確保して近くにヘリポートを設置した。

【6】冬期オリンピック

　1998年（平成10年）に開催された長野オリンピック[23]では，「医事委員会係」「総務係」「医事運営係」から構成される「医事衛生コマンドセンター」を設置し，医療衛生の組織体制を構築した。医療衛生実施計画のなかで，食中毒や感染症発生時などの連絡体制や，各医務室および救護室での医療救護業務が確立された。また，救急車やヘリコプターによる協力医療機関への緊急搬送体制も構築された。

　MCI発生時などの対応として，大会運営本部内に関係機関からなる緊急対策本部または各会場に緊急対策班を組織して迅速な対応にあたり，医事衛生コマンドセンターが各会場や緊急対策本部と連携しながら関係機関に必要な支援を要請する救護体制であった。また，各会場では会場責任者の下，医事部長を含む緊急対策班において必要な対策をとり，会場の医療組織が付近の医療機関などの応援を得ながら被災傷病者の救護活動を担った。

【7】モータースポーツイベント

　自動車レースが行われる自動車レース場（サーキット）は，一部を除けば市街地から離れた山あいの地域に立地していることが多く，気候的因子の影響を受けやすいため，過去の事例では突然の降雨による低体温や炎天による熱中症などの傷病者が複数発生している。また，1日の観客動員数はレースの種類により異なるが，国内格式のレースでは2万〜5万人程度，世界的に有名な国際格式レースでは10万人を超えることもあり，MCIの発

生する可能性が高いと考えられる。

　サーキットにおける救護体制は，「レース医療」と「観客救護」に分類されるが，レースに関する医療は，国際自動車連盟が示す指針に準拠した体制で実施されている。一方，観客救護においては特別な指針はなく，サーキット運営会社の方針に従い体制が構築されている。

　某サーキット場で開催された国際格式のレースイベントにおいて，サーキット運営会社が主体となり，地域医師会，管轄保健所，管轄消防機関，受け入れ先医療機関が連携し観客救護体制を構築した。実施に際しては，役割を明確にし事前協議を繰り返して行い，情報連絡体制も確立した。この体制において特記すべき事項は，民間の応急手当講習関連企業（有限会社マスターワークス）が中心となり，MCIにおけるトリアージを念頭においてSTART法を基礎に救護プロトコル（図24）を作成したことである。これを用いて傷病者が発生する現場の近くに位置し，量的に豊富なイベントスタッフ，警備員，救護ボランティアに対して事前教育および訓練を行い，実践に臨んだ。以上の体制により緊急手術を要する傷病者も発生したが，多くの傷病者の予後を改善することが可能であった。

【8】野外コンサートイベント

　野外で大規模に行われるコンサートイベントは最近増加傾向にあり，野外ステージ，夏期のスキー場，サーキット，屋外多目的競技場などさまざまな場所で開催されている。モータースポーツイベントと同様に気候的因子の影響を受けやすく，公演時間が3時間から長いものでは6時間以上にも及び，夏期の開催では熱中症の発生頻度が高くなっている。また，1日の観客動員数は数千人～7万人以上になることもあり，屋外多目的競技場における開催では，群衆雑踏事故災害などのMCIが発生する可能性が考えられる。

　民間の各種救護関連企業（株式会社ピースフル）は，2012年（平成24年）9月1日に屋外多目的競技場で開催されたライブコンサートイベントにおいて，既設の医務室を本部とし，施設内に2か所，屋外にテントを用いた

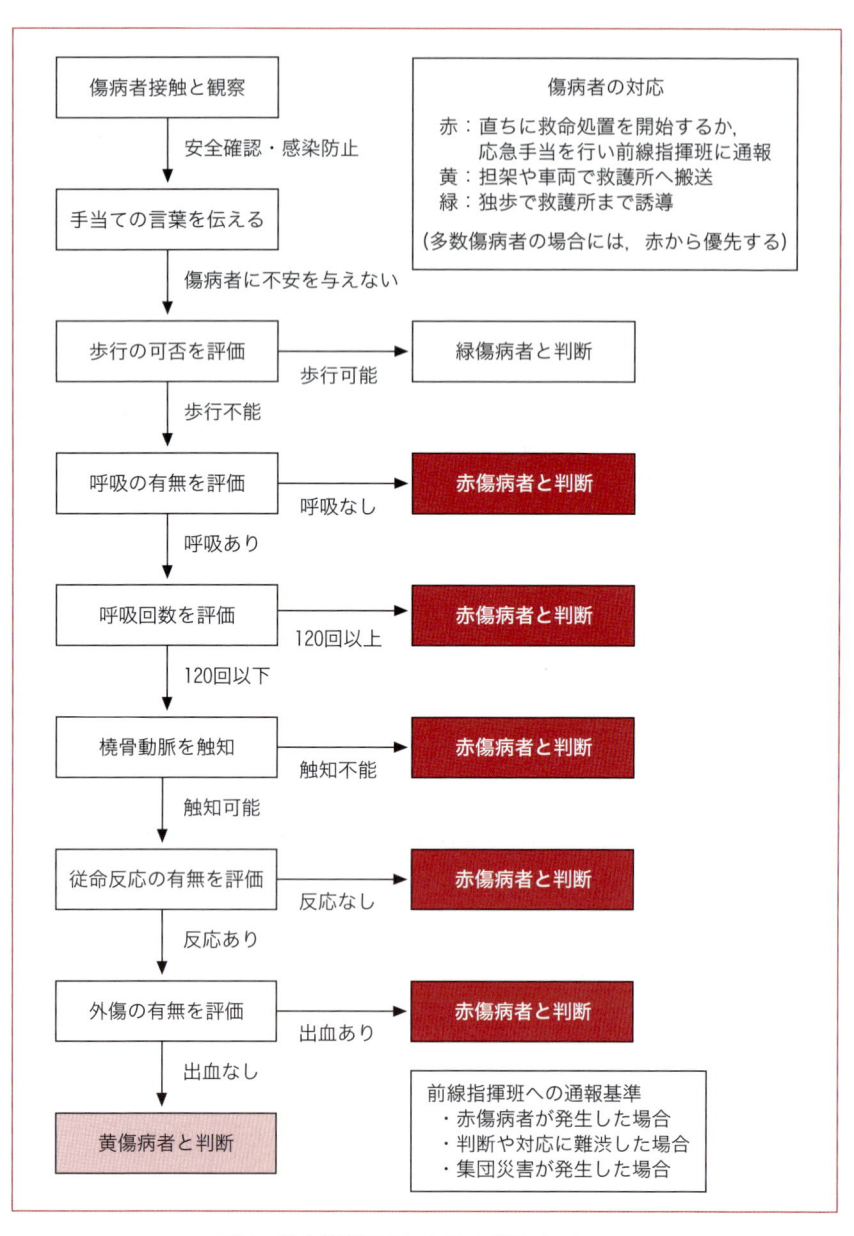

```
傷病者接触と観察
    │ 安全確認・感染防止
    ▼
手当ての言葉を伝える
    │ 傷病者に不安を与えない
    ▼
歩行の可否を評価 ──歩行可能──▶ 緑傷病者と判断
    │ 歩行不能
    ▼
呼吸の有無を評価 ──呼吸なし──▶ 赤傷病者と判断
    │ 呼吸あり
    ▼
呼吸回数を評価 ──120回以上──▶ 赤傷病者と判断
    │ 120回以下
    ▼
橈骨動脈を触知 ──触知不能──▶ 赤傷病者と判断
    │ 触知可能
    ▼
従命反応の有無を評価 ──反応なし──▶ 赤傷病者と判断
    │ 反応あり
    ▼
外傷の有無を評価 ──出血あり──▶ 赤傷病者と判断
    │ 出血なし
    ▼
黄傷病者と判断
```

傷病者の対応
赤：直ちに救命処置を開始するか，応急手当を行い前線指揮班に通報
黄：担架や車両で救護所へ搬送
緑：独歩で救護所まで誘導
（多数傷病者の場合には，赤から優先する）

前線指揮班への通報基準
・赤傷病者が発生した場合
・判断や対応に難渋した場合
・集団災害が発生した場合

図24　観客救護活動における救護プロトコル
〔伊東和雄：マスターワークス（L.S.F.A.本部）応急手当プログラム．2007年より〕

仮設救護所2か所を設置し，救護コーディネーター1人，医師1人，看護師3人，救急救命士2人，巡回救護要員としてライフガード5人の体制で救護活動を実施した。救護対応総数は49件であり，熱中症14件（2件輸液実施），医療機関受診および救急要請は皆無であった。気候的には日中は薄曇り，夜間は若干涼しい状況であったため，想定していたよりも救護対応件数は大幅に少なく，重症事案は発生していない。しかし，来場者の年齢層は比較的高く，炎天になっていれば比較にならないほどの対応件数になったことと考えられた。

巡回救護要員としてライフガードを起用しているが，演奏開始前は入場ゲートや物品販売エリアの長い列を巡視し，熱中症予防の呼びかけ，救護所利用の案内を行い，演奏開始後は傷病者の発見に努めた。ライフガードは非医療従事者であり，医療的な判断は不可能であるが，海水浴場などでの巡視経験を活用し，傷病者の早期発見と応急手当，迅速な情報伝達や移送を担うことが可能である。人的資源を充足するために非医療従事者（救護ボランティア）を起用する際は，日常的に救護を行っている人材が最適であると考えられる。また，事前準備として，MCI発生時の対応とトリアージの教育および訓練を実施することが，今後の野外コンサートイベント救護における課題である。

C. 集客イベント救護過程とトリアージの基本的な考え方 (図25)

集客イベントは開催会場が比較的広大であるが，マラソンなどを除けば会場外へのアクセス路が比較的少ない閉鎖された環境での開催となっていることが多く，公的支援を受けるまでに時間を要することが予測される。また，集客イベントにおけるMCIに対する救護計画を策定する際には，地域の病院前救護能力，救急搬送能力，救急医療能力の負担を最小限に抑える救護体制が求められるが，収益的問題により十分な体制の構築が困難を極めることは否定できない。このような条件に加え，同時多発的なMCI

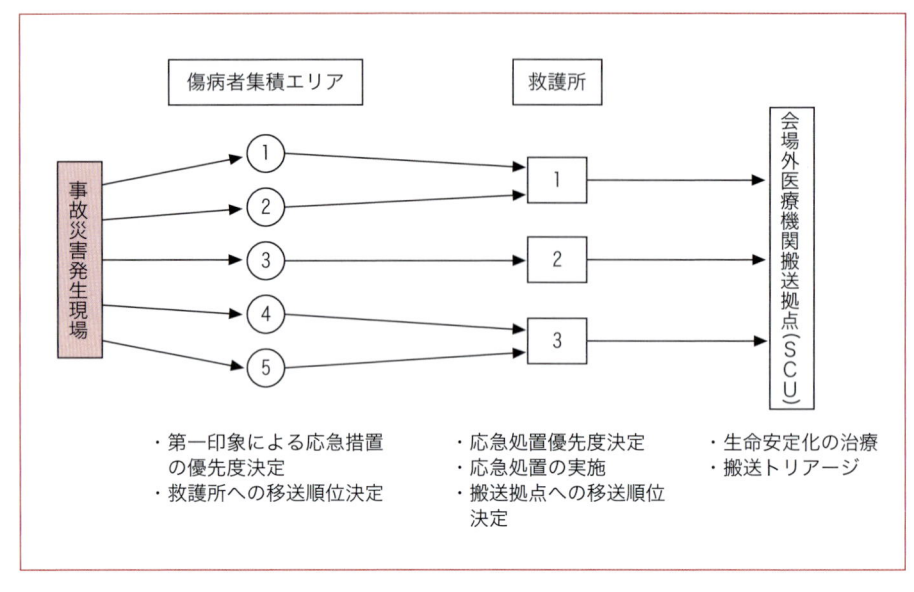

図25 事故災害現場から搬送拠点までの傷病者管理

が発生する可能性があり，複数の傷病者集積エリアあるいは会場内救護所から，会場外医療機関への搬送拠点（ステージングケアユニット：SCU）へ傷病者の移送が行われることになる。混乱を回避し傷病者に最善を尽くすためには，SCUへの移送を進めながら傷病者をトリアージカテゴリー別に集約することが必要である。

　救護過程構築のポイントは，公的な救護の前に確実なトリアージと応急治療（処置）や生命安定化治療を実施することである。事前の準備としては，公的機関（消防機関・医療機関・地域医師会）との事前協議と連携が可能な活動計画の策定，傷病者救護プロトコルの作成，イベントスタッフを含む救護関係者の事前教育および訓練の実施，非傷病観客の活用についての方針を決めておくことなどが考えられる。

　筆者らが計画段階で関与した，集客イベントにおけるMCI発生時の対応計画を中心に，救護過程とトリアージについて解説する。

【1】事故災害発生現場から SCU までの傷病者管理

　同時多発的な MCI が発生することを想定した傷病者管理体制の構築が必要であり，人的および物的資源や会場内の動線を考慮して複数の傷病者集積エリアおよび救護所を設置し，傷病者集積エリアからの移送ルートおよび移送先救護所を決めておくことが必要である。SCU への移送が完了する時点でトリアージおよび応急処置（治療）はすべて完了し，SCU ではさらに確実な生命安定化治療と医療機関への搬送が実施されることになる。また，各エリアには無線装置などを配置し，傷病者数や緊急度などの情報を共有できることが望まれる。

【2】傷病者集積エリアにおけるトリアージ[24]

1）マスギャザリングの状況や症状を確認する

　事故災害現場から傷病者集積エリアへ被災傷病者を移動する際は，イベントスタッフや警備員などの非医療従事者を活用し，歩行の可否や症状の有無を確認することが必要である。被災傷病者への質問方法，歩行不可能な傷病者の徒手搬送方法や集積エリアへの誘導方法などについて，事前に教育および訓練を実施しておくことは非常に重要な準備項目である。また，傷病者集積エリア，救護所および待機（避難）場所のレイアウトと集客イベントに関する救護過程の周知も望まれる。

2）事故災害状況や症状により被災傷病者を分類する

　被災傷病者を歩行の可否と外傷の有無により，救護所へ移送するのか，待機（避難）場所へ向かわせるかの2群に分類する。この分類は，マスギャザリングをトリアージするための最初の評価項目であり，その後の救護過程を円滑に進めるために必要不可欠である。

3）救護所への移送順位を決定する

　複数の傷病者集積エリアから，同時に1か所の救護所へ傷病者を移送すると混乱が生じるのは明白である。傷病者集積エリアにおいて，START法および簡単な解剖学的指標（出血，疼痛，四肢の変形）の評価などによるトリアージを実施することで，救護所では緊急度の高い傷病者から円滑にトリアージを実施することが可能になる。

(1) 第1段階：第一印象によるトリアージ実施順位の決定とトリアージを行う（図26）

　同時多発MCIにおいてのトリアージは，到着あるいは待っている順番で実施することも辞さないと考えられる。しかし，トリアージの概念に合致した緊急度判定を迅速かつ確実に実施するためには，順番での実施は避け，第一印象が悪い傷病者のトリアージ（START法）を優先的に実施すべきである。筆者らはトリアージ実施者が容易に記憶でき把握可

緊急度　高　→　低

【A：気道】
声は出ているか？

【B：呼吸】
胸はあがっているか？
どのくらいの速さか

【C：循環】
顔色はどうか？

【解剖学的評価】
大出血はないか？
四肢変形はないか？

第一印象の判断に必要な4項目

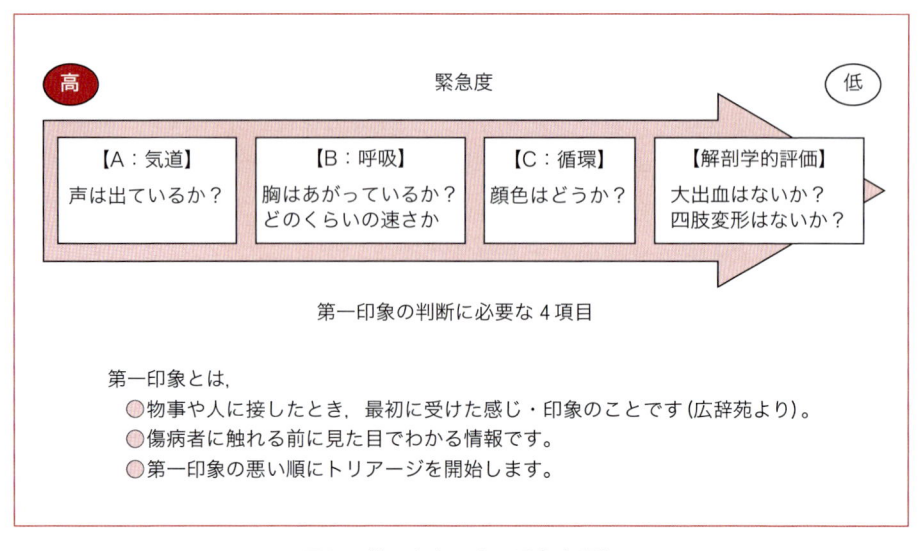

第一印象とは，
● 物事や人に接したとき，最初に受けた感じ・印象のことです（広辞苑より）。
● 傷病者に触れる前に見た目でわかる情報です。
● 第一印象の悪い順にトリアージを開始します。

図26　第一印象による緊急度評価

能な，第一印象が悪い5〜10人ごとに繰り返し実施する方法を用いて，非医療従事者である集客イベント関係者や災害ボランティアに対して教育および訓練を実施しているが，効率よくおおむね良好なトリアージ結果を得ている。

　第一印象の確認には，傷病者の傍らに近づくことなく傷病者の集団を見通せる場所を選び，傷病者や救助者などに対して，「声が出ない人はいますか」「呼吸が速い人はいますか」「顔色が悪い人はいますか」「出血している人はいますか」などの問いかけを行うなどの工夫が必要である。なお，この段階でのトリアージ（START法）では，必ずしも傷病者を緊急治療群（赤）から搬送適応外/不搬送群（黒）までの4区分に識別する必要はなく，歩行の可否・生理学的所見（呼吸・循環・意識）により緊急治療群（赤・黄）および非緊急治療群（緑・黒）に大別することも可能である。また，必ずしもトリアージタッグを使用する必要もなく，代替品（入場券，パスカードやリストバンド）や身体の一部（手の甲など）を利用することも考えられる。

(2) 第2段階：緊急治療群（赤）の優先順位を決定する

　START法により呼吸の異常で緊急治療群（赤）と判定した傷病者と，従命反応がないために緊急治療群（赤）と判定した傷病者とでは，同じ「赤」でも緊急度は異なる。緊急治療群（赤）と判定した項目に従って優先順位（①呼吸の異常，②循環の異常，③意識の異常）を決定し，トリアージタッグなどに明記することで，START法の結果に基づいた救護所への移送が可能である。

(3) 第3段階：緊急治療群（赤）の救護所への移送順位を決定する

　救護所において生命安定化治療を実施する際には，ある程度の生理学的評価を悪化させている原因を診断しなければならない。また，生理学的指標の評価により，緊急治療群（赤）の優先順位（①呼吸の異常，②循環の異常，③意識の異常）を決定した後に，同じ異常について優先順位を決定することも重要なトリアージの一過程である。START法（生理学

的指標の評価）に加え，簡単な解剖学的指標（①出血，②疼痛，③四肢の変形）の評価を行い，救護所への移送順位（①呼吸の異常＋出血…⑨意識の異常＋四肢の変形）を決定することにより，後の救護過程に対する負担を軽減し，確実なトリアージと生命安定化治療が可能となる。

(4) 第4段階：準緊急治療群（黄）の救護所への移送順位を決定する

準緊急治療群（黄）は，緊急治療群（赤）に比べ多数であることが一般的であり，救護所での生命安定化治療までには時間的な余裕がある。しかし，移送順位の決定に時間を要したり，順位を無視した無秩序な移送が行われると，緊急度が高くなり予後の改善が図れない結果を招くことが考えられる。準緊急治療群（黄）の移送順位の決定を行う際にも，絶えずその後の生理学的指標の悪化を予測し，簡単な解剖学的指標（①出血，②疼痛，③四肢の変形）の評価を確実に行うことが要求されている。

【3】救護所におけるトリアージ

傷病者集積エリアにおいて，歩行の可否，生理学的指標（①呼吸の異常，②循環の異常，③意識の異常）の評価，簡単な解剖学的指標（①出血，②疼痛，③四肢の変形）の評価により，傷病者はある程度優先順位の決定が行われ緊急度に従って救護所に移送される。救護所では医療機器を用いた生理学的指標，詳細な解剖学的指標，受傷機転，傷病者因子（要援護者か否か）の各評価により，詳細なトリアージ（二次あるいは医療トリアージ）が行われる。各評価段階において異常が確認された時点で，それ以降の評価は省き，緊急治療群（赤）と判定し，直ちに応急治療（処置）エリアの緊急治療（処置）部門（赤）へ移送しなければならない。

しかし，その後の評価で緊急度がより高い傷病者が発生した場合，緊急度の低い傷病者が先に応急治療（処置）を受ける結果になってしまうことが考えられる。筆者らは，救護所における最初のトリアージをSTART法に加え簡単な解剖学的指標（①出血，②疼痛，③四肢の変形）の評価により，トリアージ結果シート**(表25)** を用いて5人単位で実施する方法で教

表25 トリアージ結果シート

年月日： 実施者：	年 月	時刻： 記載者：	時 分						
患者No.	氏名	呼吸回数 9回以下 or 30回以上	CRT 2秒以上 脈拍 120回以上	意識 従命反応なし	出血 圧迫しても止まらない	疼痛 歩くことができない	変形 明らかな四肢の変形	合計点数	優先順位	タッグ色
		100	30	10	3	2	1			

ChapterⅦ 集客イベントにおけるトリアージ

133

育および訓練を行っている．例えば，最初に従命反応がないことにより，緊急治療群（赤）と判定された傷病者（10点）の後に，呼吸回数が30回以上の傷病者（100点）を緊急治療群（赤）と判定した場合には，後者の生命安定化治療が遅れ予後が悪化する可能性があることは容易に理解できる．

　前述のように人間が容易に記憶可能な範囲の5人を1単位として，生理学的および解剖学的指標の評価を迅速に行い，その結果をトリアージ結果シートに記載し5人の応急治療（処置）優先順位を決定することで，少なくとも5人の傷病者は適切に応急治療（処置）が受けられることになる．訓練を重ねることにより，1回にトリアージを行う傷病者を5人から10人へと増加させることは可能と考えられる．事故災害時に実施する医療は，日常の救急医療より希有な事象であることは明白であり，ある一定のルールに基づいた対応により，多数の傷病者の予後が改善でき，集団としての傷病者を最善の結果に導くことが可能である．

【4】会場外医療機関への搬送拠点（SCU）におけるトリアージ

　応急治療（処置）により生命の安定化が図れた傷病者は，救護所の応急治療（処置）エリアからSCUに移送されることになるが，救護所が複数存在する場合，同じトリアージ区分の傷病者が一時的に殺到する可能性が高い．緊急治療群（赤）と判定された複数の傷病者が同時に移送されてきた際のトリアージは，判定された根拠により優先順位をつけるべきである．最優先されるのは，生理学的指標の異常（①呼吸の異常，②循環の異常，③意識の異常）順であり，解剖学的指標の異常（①胸部外傷，②腹部外傷，③頭部外傷，④四肢外傷の順），受傷機転，傷病者因子の順で会場外医療機関への搬送順位を決定することが望まれる．

　また，傷病者は搬送を待っている間に病態が変化する可能性があり，搬送されるまではトリアージ回診を行い，何回も繰り返し再トリアージを行うことが要求されている．トリアージ区分が変化したときには，SCUにおいて再度生命の安定化を図るために確実な治療を実施しなければならない．

われわれは過去に幾多の自然災害やMCIを経験し，多くの市民は自助の重要性および必要性を認識して自らが防災および減災対策に取り組んでおり，多数傷病者に対するトリアージについても徐々にではあるがその対策に組み込まれはじめているようである。一部の地域やボランティア団体などでは，自助対策の一環としてトリアージの知識と技術を習得すべく実技を交えた研修を重ねている。

　集客イベントは市民にとって大変身近な存在であり，単なるレジャーとして捉えるのではなく，自然災害による多数傷病者発生時の準備段階と位置づけ，集客イベントにおけるトリアージに市民を積極的に参加させることが望まれる。また，トリアージ体制の構築に際しては，市民への事前教育と訓練を実施することが自助対策につながると考える。

【引用・参考文献】

1) 森村尚登：マスギャザリング医学．山本保博，鵜飼卓，杉本勝彦(監)：災害医学．改訂2版，pp.388-400, 南山堂，2009
2) 大友康裕：プレホスピタルMOOK 4. 多数傷病者対応．pp.3-13, 永井書店，2007
3) Arbon P：Mass-Gathering Medicine：A Review of the Evidence and Future Directions for Research. Prehosp Disaster Med. 22(2)：131-135, 2007
4) Feldman MJ, Lukins JL, Verbeek RP et al：Half-a-million strong：the emergency medical services response to a single-day massgathering event. Prehosp Disaster Med. 19(4)：287-296, 2004
5) Zeitz KM, Schneider DP, Jarrett D et al：Mass gathering events：retrospective analysis of patient presentations over seven years. Prehosp Disaster Med. 17(3)：147-150, 2002
6) Arbon P, Bridgewater FH, Smith C：Mass gathering medicine：a predictive model for patient presentation and transport rates. Prehosp Disaster Med. 16(3)：150-158, 2001
7) Delaney JS, Drummond R：Mass casualties and triage at a sporting event. Br J Sports Med. 36(2)：85, 88：discussion 88. 2002.
8) Erickson TB, Koenigsberg M, Bunney EB, et al：Prehospotal severity scoring at major rock concert events. Prehosp Disaster Med. 12(3)：195-199, 1997
9) Turris SA, Lund A：Triage during mass gatherings. Prehosp Disaster Med. 27(6)：1-5, 2012
10) 高橋耕平，森村尚登：スタジアムにおける救護体制．救急医学 36：1026-1029, 2012

11) Mass gatheringにおける集団災害医療体制作成のためのマニュアル：2002年FIFAワールドカップ大会における集団災害医療体制モデル．厚生労働省厚生科学研究班．2002
12) 久保山一敏，小谷穣治，橋本篤徳，他：本邦における日常的マスギャザリング医療体制の研究（最終報告）—Jリーグスタジアムにおける救急・集団災害医療体制の実態調査．神緑会学術誌 27：11-13，2011
13) 三橋敏武，山澤文裕，福島 稔，他：東京マラソン2007における医療・救護活動について．日本臨床スポーツ医学会誌 17(2)：373-381，2009
14) 前住智也，田中秀治：大規模スポーツイベントでの心臓突然死を防げ！ 東京マラソン2007での救急医療体制の構築．臨床スポーツ医学 24(5)：579-582，2007
15) 田中秀治，喜熨斗智也，白川 透：オープンスペースイベントにおける救護体制．救急医学 36：1030-1035，2012
16) 東京都福祉保健局：東京都が主催する大規模イベントにおける医療・救護計画ガイドライン2009 (http://wwwp.fukushihokenp.metrop.tokyop.jp/iryo/kyuukyuu/saigaiiryoup.html)
17) 久保山一敏，吉永和正，橋本篤徳，他：本邦における日常的マスギャザリング医療体制の研究（第一報）—プロ野球本拠地13球場における救急・集団災害医療体制の実態調査-．神緑会学術誌 25：13-15，2009
18) 野口 宏：愛知万博会場の緊急医療体制 会場内でどこまで人を救えるか．ナーシング・トゥデイ 20(7)：66-67，2005
19) 丹野克俊，吉田正志，栗本義彦，他： YOSAKOIソーラン祭り会場テロにおける救急医療対応．日本集団災害医学会誌 6：137-140，2001
20) 石井 昇，甲斐達朗，和藤幸弘，他：明石市民夏まつり花火大会雑踏事故における救急医療対応．日本集団災害医学会誌 7：109-117，2002
21) 明石市夏祭り事故調査委員会：第32回明石市民夏祭りにおける花火大会事故調査報告書．2002 (http://www.city.akashi.lg.jp/soumu/bousai_ka/h_safety/pdf/honpen3.pdf)
22) 上條幸弘，矢澤和虎，酒井龍一，他：諏訪大社下社御柱祭における救護体制の構築．日本集団災害医学会誌 12：38-43，2007
23) 奥寺 敬：第18回長野オリンピック冬季競技大会・医療救護資料集1998．日本救急医学会東海地方会誌 2（別冊）：1-197，1998
24) 山口孝治：トリアージ（被災傷病者の緊急度判定のコツ）．小原真理子，酒井明子(監)：災害看護．第2版，pp.95-105，南山堂，2012

(鈴木健介・山口孝治)

Chapter VIII 特殊災害におけるトリアージ

OTOMO yasuhiro
MAEKAWA kazuhiko

▶ A. CBRNEテロ・災害におけるトリアージ ◀

【1】CBRNEテロ・災害の医療対応における重要概念

　特殊災害・テロ対応の総称として，従来わが国では，NBC（Nuclear・Biological・Chemical）が使われてきた。これは未曾有の被害者を出したサリン事件（地下鉄および松本），さらに東海村臨界事故，アメリカでの炭疽菌事件などを受けてのことである。しかし，テロに用いられる手段の大多数（95％以上）は，爆弾（Explosive）によるものであることから，現在はCBRNE（Chemical・Biological・Radiological・Nuclear・Explosive）またはCBERN（シーバーン）が使われるようになっている。

1）DDABCDE

　ABCDEの手順に従って救命・蘇生処置を行う線形アルゴリズムは基本であるが，NBCテロ災害特有の概念としてAの前にDDがある。この2つのDは，①Decontamination and Evacuation with PPEと②Drugである。

　①Decontamination and Evacuation with PPE
　　安全確保の観点からも防護衣を装着し，傷病者の除染を優先することで医療者が接触できるようになる。
　②Drug
　　解毒剤・拮抗剤が存在する場合，優先的に薬剤を投与することの重要性を示している。また，神経剤曝露の場合，分泌亢進，気道攣縮などにより，気道確保のための気管挿管や有効な人工呼吸が困難になる場合もある。このような場合も，アトロピン投与を早期に行うことで，A（Airway：気道確保）が可能になる。

【2】ウォームゾーン・コールドゾーン

■ホットゾーン（Hot Zone）
環境に危険物が存在する区域。災害対応者が危険物に直接接触する可能性のある区域。

■ウォームゾーン（Warm Zone）
環境に危険物は存在しないが，危険物に汚染した人または物が存在する区域。危険物曝露に危険性は少ないが，二次災害の可能性のある区域。除染エリアもこの中に含まれる。

■コールドゾーン（Cold Zone）
危険物が存在しない区域。

病院におけるゾーンは災害発生現場とは異なり，ホットゾーンは存在しない。除染が終了した傷病者を扱うエリアをコールドゾーンとし，それより前をすべてウォームゾーンとする。

1）CBRNE テロ・災害への医療対応の脆弱性

国際的緊張の高まりのなか，海外ではテロが頻発している。わが国でも，国際的会議が頻回に実施され，さらに東京オリンピック開催も決定したことから，テロ発生の蓋然性は決して低くない。こういった状況から，国民保護法に関連した CBRNE テロ・災害への対応体制を確立することは喫緊の課題となっている。しかしながら，現状の CBRNE テロ・災害への医療対応体制は事故をベースに考えられているため，原因物質ごとに異なる医療体制がとられている（図27）。すなわち，N は被ばく医療機関が，B は感染症指定病院が，C は救命救急センター/災害拠点病院が対応することとなっており，それぞれは 図27 に示すように，独立して全国に 3 段階レベルの施設を設置し対応体制が整備確立している。発生した災害が N・B・C のどれであるか明確に判明していることを前提とすれば，ある程度機能する

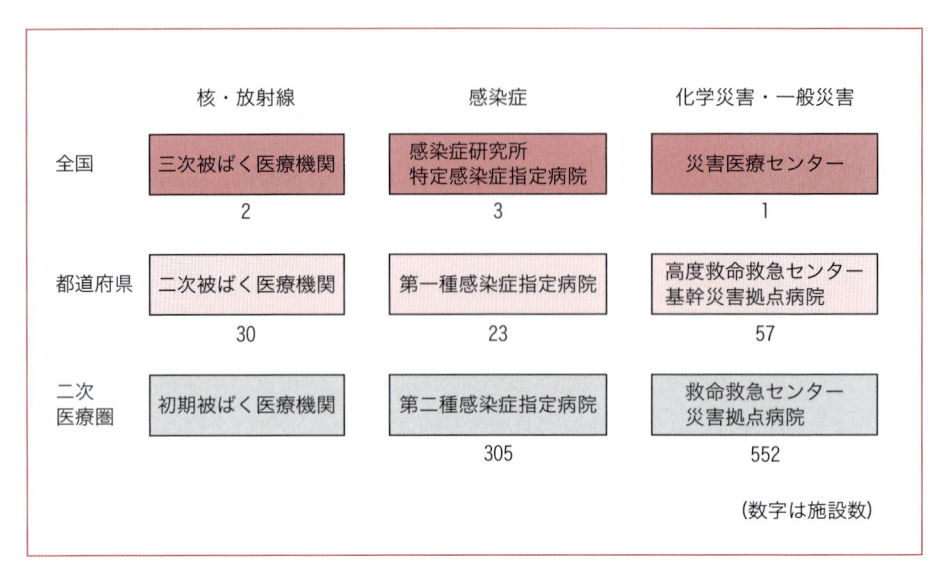

	核・放射線	感染症	化学災害・一般災害
全国	三次被ばく医療機関 2	感染症研究所 特定感染症指定病院 3	災害医療センター 1
都道府県	二次被ばく医療機関 30	第一種感染症指定病院 23	高度救命救急センター 基幹災害拠点病院 57
二次医療圏	初期被ばく医療機関	第二種感染症指定病院 305	救命救急センター 災害拠点病院 552

(数字は施設数)

図27　NBCテロ・災害対応医療体制の現状

体制となっている。

　しかし実際のCBRNEテロ・災害が発生した場合，その初動期においては原因物質が不明でN・B・C・Eのどれであるか判断が困難であり，原因物質判明までタイムラグがあり，またNBC混合の物質の使用，NBC汚染傷病者の重症外傷の合併など，現状のシステムでは初動期の医療現場での混乱，対応困難が懸念される。

　例えば，爆弾テロが発生した場合，多数のけが人に対して現状では通常の多数傷病者対応体制（救急医療の枠組み）で対応することとなっているが，放射性物質を飛散させるタイプのダーティボム（汚い爆弾）が用いられていた場合，どのように対処するのか。

・現場で傷病者から放射性物質汚染が確認された時点で，緊急被ばく医療機関が担当となるのか
・緊急被ばく医療機関で重症外傷の初療やそれに引き続く緊急手術，集中治療が実施できるのか
・原子力発電所のない都道府県（そもそも緊急被ばく医療機関が存在

しない）ではどうするのか
- 救急医療機関で対応するとした場合，救急外来にガイガーカウンター（放射線検知器）を準備している施設がどれだけあるのか
- 救急医療機関で放射性物質汚染傷病者に対応する体制を整えている施設がどれだけあるのか

　これらの具体例1つをとってみても，現状の対応体制不備は明白である。ロンドン同時多発テロでは，イギリス当局は事件発生当初からダーティボムの使用や化学剤の混合使用の可能性を念頭に対応していたとされている。また，生物剤使用も考慮され，傷病者の臨床症状がモニターされたと聞いている。一方，わが国ではこれら複合物質使用に対して，適切に対応できる医療体制にはなっていない。

2）救急医療機関に求められる原因物質によらない診療体制の整備

　救急医療機関の立場から考えてみる。テロや特殊な災害が発生した場合，傷病者収容の可否について消防から連絡が入る。その際に「当病院は，被ばく医療機関ではないから」「当病院には危険な化学物質に汚染した患者を診る体制がないので」と言って，受け入れを断ることができると考えるかもしれない。しかし，地下鉄サリン事件では，直近の聖路加国際病院を受診した傷病者のうち8割以上がタクシーや徒歩で来院している。テロ・特殊災害発生時，受け入れ体制の有るなしにかかわらず，直近救急医療機関には，汚染された傷病者が殺到するのである。このことから，われわれ厚生労働科学「CBRNE事態における公衆衛生対応に関する研究」班では，すべての救急医療機関（当面は救命救急センターおよび災害拠点病院）に原因物質によらない診療体制の整備を提案している。これは，「救急医療機関がCBRNEのすべての物質に対して，専門的診療体制を確立せよ」と言っているわけではない。「どの物質によるテロ・災害であっても，初期対応（患者収容から除染，初期診療まで）は適切に実施できる体制は整える必要がある」ということである **(図28)**。

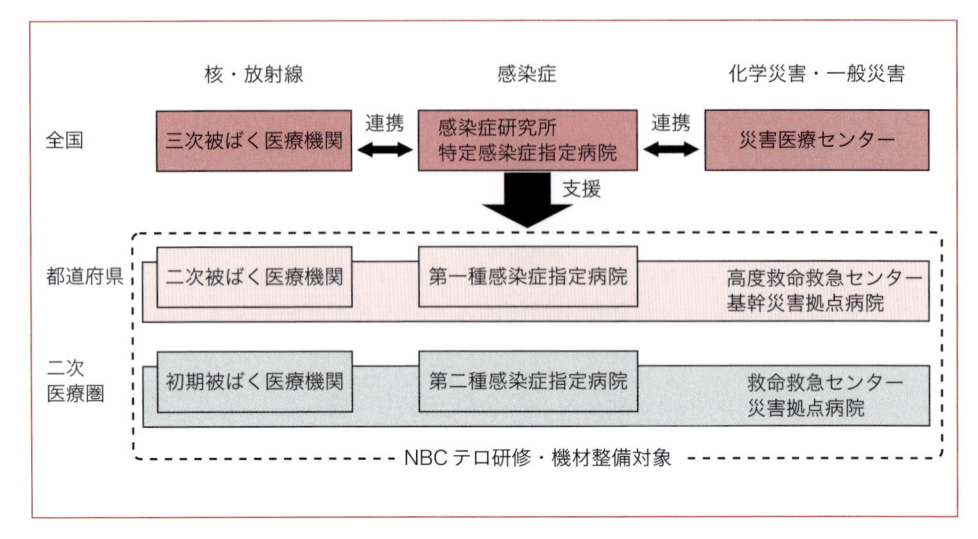

図28　望ましいテロ・特殊災害対応体制イメージ

【3】NBC テロ対応院内体制・診療手順の確立

　救急医療機関の近隣でテロが発生し，被害者を受け入れなければならない状況となった際の原因物質によらない，一貫した標準化された対応を提示する (図29)。

　①事象評価（Sense and Size-up）
　　消防機関からの連絡内容（同一場所，同一時期の多数傷病者発生）から NBC テロの可能性を考慮する(判断能力が重要)。
　②現場指揮システム（Incident Command System）
　　院内災害対策本部を設置し，「NBC テロ現地関係機関連携モデル」に則って情報連絡を実施する。
　③準備（Prepare）
　　院内のすべての入り口を閉鎖し（gate control），院内汚染を回避するためのゾーニングおよび除染設備を立ち上げる。

ChapterⅧ 特殊災害におけるトリアージ

```
事象評価(Sense and Size-up)
        ↓ ←→ 「NBCテロ現地関係機関連携モデル」
現場指揮システム(Incident Command System)
        ↓
準備〔Prepare(gate control, zoning, decontamination)〕
        ↓
除染前トリアージ(PreDECON Triage)
        ↓
除染(Decontamination)
        ↓
除染後トリアージ(PostDECON Triage)
        ↓
評価と診療(Evaluation and Care)
        ↕
        「NBCテロ現地関係機関連携モデル」
```

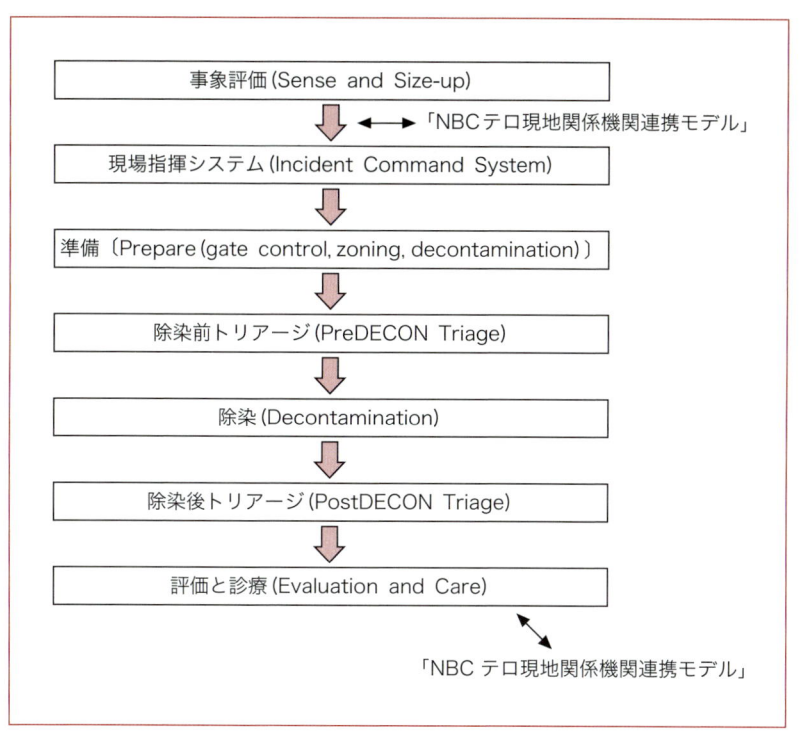

図29 CBRNEテロ・災害に対する医療機関での対応

④除染前トリアージ（PreDECON Triage）
傷病者ごとに除染の要否判断と除染方法を決定する**（次項参照）**。

⑤除染（Decontamination）
除染の実施と除染中の拮抗剤投与および蘇生治療を実施する。

⑥除染後トリアージ（PostDECON Triage）
除染後の治療優先順位を決定する。

⑦評価と診療（Evaluation and Care）
詳細は，『救急医療機関におけるCBRNEテロ対応標準初動マニュアル』[1]参照。

緊急治療の要否判断と実施，原因物質の特定と治療（特異的治療および対症的治療）の実施という一連の流れを整理し手順としてまと

めてあり，Nテロ・Bテロ・Cテロおよびその混合使用や爆弾テロなどの外傷合併例の場合までを包括した内容となっている。

【4】除染前トリアージ（PreDECON Triage）

　以下の除染前トリアージ基準は，総務省消防庁「平成16年度救助技術の高度化等検討会」報告書に基づき，われわれ厚生労働省研究班が改変したものである。

1）目的・ポイント

■PreDECON Triage では，除染の要否および優先順位・方法を決定する。
■立位乾的除染，立位水除染，臥位乾的除染，臥位水除染の4つの除染方法に分類する。
■放射線の測定を実施する（早期にNの関与を判断する）。

　PreDECON Triage では原則治療は行わない。ただし，気道確保，体表の活動性出血に対する止血の他，神経剤曝露（縮瞳，分泌亢進，線維束性攣縮の存在から判断）に対するアトロピン投与は容認される。

2）具体的手順（図30）

　①現場除染が十分か不十分かを判断する。
　・救急車など消防または警察車両で搬送され，かつ現場で除染されたことが確認され，かつ搬送に関与した人員（救急隊など）に症状の訴えがない場合，現場除染が「十分」と判断する。
　・それ以外は「不十分」とする。
　②サーベイメーターを使用し，放射線検知（適宜最初の数人に対して）を行う。
　・放射線が検知された場合には「放射線検出の場合の手順」（図31）

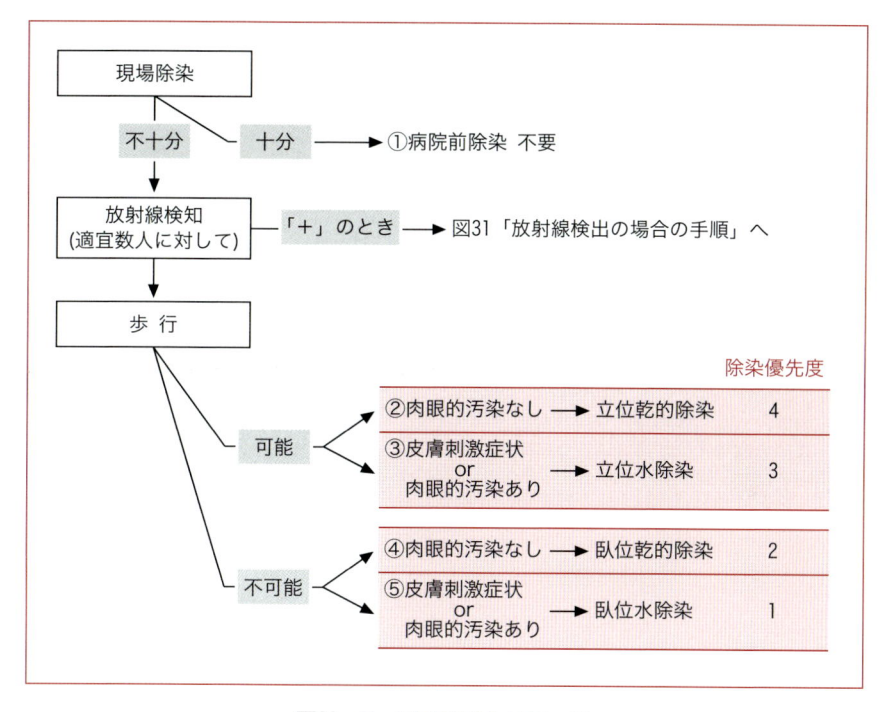

図30 PreDECONトリアージ

に進む。
③歩行可能か不可能かを判断する。
④肉眼的の汚染（液性，粘稠性物質による直接的汚染）あるいは皮膚刺激症状（発赤，痛み）があるかどうかを判断する。
・この場合，必ず背面も観察すること。

以上より，立位乾的除染（優先度4），立位水除染（優先度3），臥位乾的除染（優先度2），臥位水除染（優先順位1）にトリアージをすることができる。

■傷病者とのコンタクトは防護衣着用のためとりにくい。説明などには掲示板などを利用する。

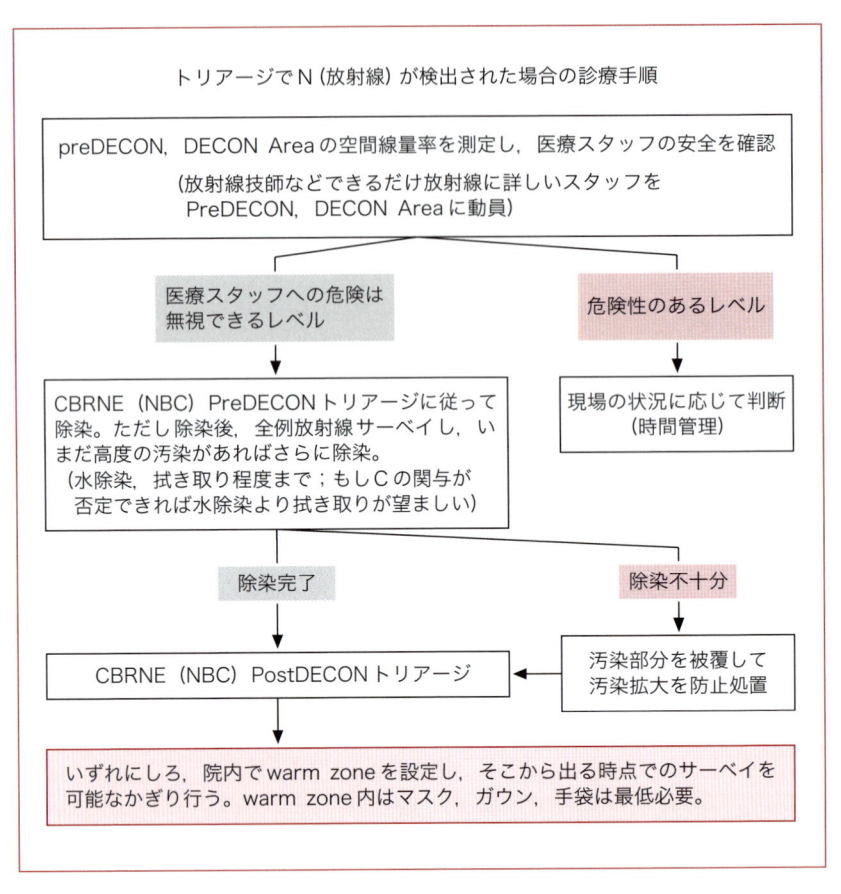

```
┌─────────────────────────────────────────────────────────┐
│         トリアージでN（放射線）が検出された場合の診療手順         │
│                                                         │
│   ┌─────────────────────────────────────────────────┐   │
│   │ preDECON, DECON Areaの空間線量率を測定し，医療スタッフの安全を確認 │
│   │  （放射線技師などできるだけ放射線に詳しいスタッフを        │   │
│   │      PreDECON，DECON Areaに動員）                │   │
│   └─────────────────────────────────────────────────┘   │
│                                                         │
│         医療スタッフへの危険は          危険性のあるレベル       │
│         無視できるレベル                                │
│                                                         │
│   ┌──────────────────────────────┐   ┌──────────────┐   │
│   │ CBRNE（NBC）PreDECONトリアージに従って│   │ 現場の状況に応じて判断 │   │
│   │ 除染。ただし除染後，全例放射線サーベイし，い│   │ （時間管理）    │   │
│   │ まだ高度の汚染があればさらに除染。       │   └──────────────┘   │
│   │ （水除染，拭き取り程度まで；もしCの関与が  │                   │
│   │  否定できれば水除染より拭き取りが望ましい） │                   │
│   └──────────────────────────────┘                      │
│                                                         │
│              除染完了                  除染不十分         │
│                                                         │
│   ┌──────────────────────────────┐   ┌──────────────┐   │
│   │ CBRNE（NBC）PostDECONトリアージ  │◄──│ 汚染部分を被覆して │   │
│   └──────────────────────────────┘   │ 汚染拡大を防止処置 │   │
│                                      └──────────────┘   │
│                                                         │
│   ┌─────────────────────────────────────────────────┐   │
│   │ いずれにしろ，院内でwarm zoneを設定し，そこから出る時点でのサーベイを │
│   │ 可能なかぎり行う。warm zone内はマスク，ガウン，手袋は最低必要。 │
│   └─────────────────────────────────────────────────┘   │
└─────────────────────────────────────────────────────────┘
```

図31　CBRNE（NBC）テロの診療手順

- トリアージ実施者は傷病者が汚染されている可能性を考え，原則，触れてはいけない。しかし，意識障害などのため自力では動くことが不可能な場合にはこの限りでない。自分の個人防護衣が明らかに汚染された場合には，他に汚染を拡大させないよう注意する。
- 傷病者が化学剤を吸入する危険が高いと判断された場合，簡易呼吸避難防護具を装着させる。
- 神経剤曝露が判断（縮瞳，分泌亢進，線維束性攣縮）された場合には，

アトロピン投与を実施する。その対応のためにアトロピン（プレフィルドシリンジ）をあらかじめ準備しておく。

【5】除染後トリアージ（PostDECON Triage）

1）目的・ポイント

■ 除染が終了した傷病者について治療の優先順位を判断するものである。
■ START 式トリアージをベースにしているが，N（神経）剤，CN（シアン）剤などでは，呼吸停止であっても，拮抗剤の使用によって状態が改善する可能性があるため，致命的外傷患者でないかぎり安易に黒に判定しないように改変してある。

2）具体的手順（図32）

(1) 患者が歩行可能であり，NBC による症状が認められない場合，「緑」とする。歩行不能，あるいは NBC による症状が疑われれば次に進む。
(2) 呼吸が感じられない場合，直ちに気道確保を行う。
　①気道確保を行っても呼吸が感じられない場合，
　　・蘇生が困難と考えられる重症外傷を認めた場合「黒」とする。
　　・それ以外の場合は，「赤」と判定し，人工呼吸を行うとともに，N 剤を疑う所見がないかをチェックし，必要に応じ解毒拮抗剤を投与する（この点が，通常の START 式トリアージと異なっている）。
(3) 呼吸が確認できたら，呼吸回数で次の判定を行う。
　①呼吸数が毎分9回以下，あるいは30回以上なら「赤」と判定する。
　②呼吸回数が毎分10〜29回であれば次に進む。
(4) 橈骨動脈の触知を行う。
　①橈骨動脈が触れない場合「赤」と判定する。
　②橈骨動脈を触知できれば次に進む。

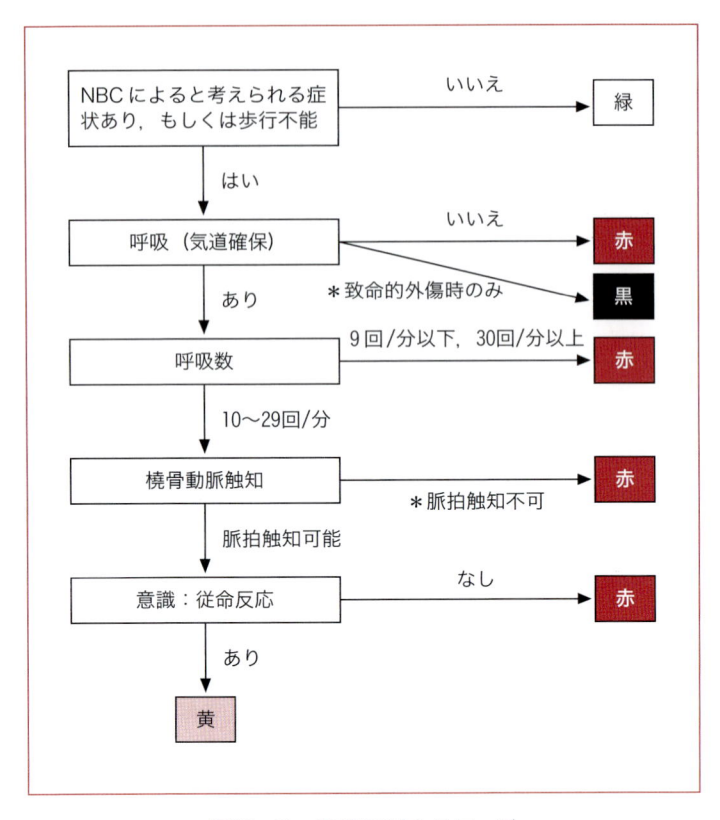

図32 PostDECONトリアージ

(5) 簡単な命令に従うかをチェックする。
　①命令に応じなければ「赤」と判定する。
　②命令に応じる場合「黄」と判定する。

【6】ゾーニング・傷病者動線

　本稿では，トリアージを中心に記述した。しかし，実際に院内体制を整備するうえでは，「除染」に関して，設備・防護服・手順の確立・訓練・人員確保などに多大な労力を要する。この点に関しては，前述の「救急医療

機関における CBRNE テロ対応標準初動マニュアル」に譲ることにする。ここでは，院内体制整備で，重要となるもう１つのポイントとしてのゾーニングおよび傷病者動線について簡単に記述しておく **(図33)**。

1) 目的・ポイント

■被害拡大防止のために行う。病院の汚染回避が最も重要である。
■汚染区域と非汚染区域を区別するためにゾーニングを行う。
■ゾーニングを行うことにより，汚染者（治療側も含む）が非汚染者と接触，交差することを防ぐ。
■多数傷病者発生時には，90％以上の傷病者が自力で病院を受診する。特に軽症者はあらゆる病院の入り口から入ってくる。
■境界を明瞭に区分するため，テープなどの目印を使用し，明瞭に表示する。
■ゾーンに適応する個人防護衣が必要となる（レベルＣ以上の PPE 防護衣が基本）。
■基本的に，ゲートコントロールから DECON area までが汚染区域，DECON area 以降は病院を含め非汚染区域となる。
■ゾーニングの目的を果たすには，区域を決めるだけでなく，傷病者を誘導することが重要である。
■動線は一方通行になるようにする。
■災害現場のゾーニングは，ホットゾーン（災害現場），ウォームゾーン（汚染区域），コールドゾーン（非汚染区域あるいは除染区域）の３つに分けられるが，病院でのゾーニングは，汚染と非汚染区域の２つに分ける。病院では基本的にホットゾーンは存在しない。
■災害現場でのゾーニングは，風向き，土地の高低，車両のアクセスなどを勘案して行うが，病院でのゾーニングは，建物の配置，空間の場所により制限を受ける。しかしながら，災害現場と違って平時に十分計画を立てることが可能である。

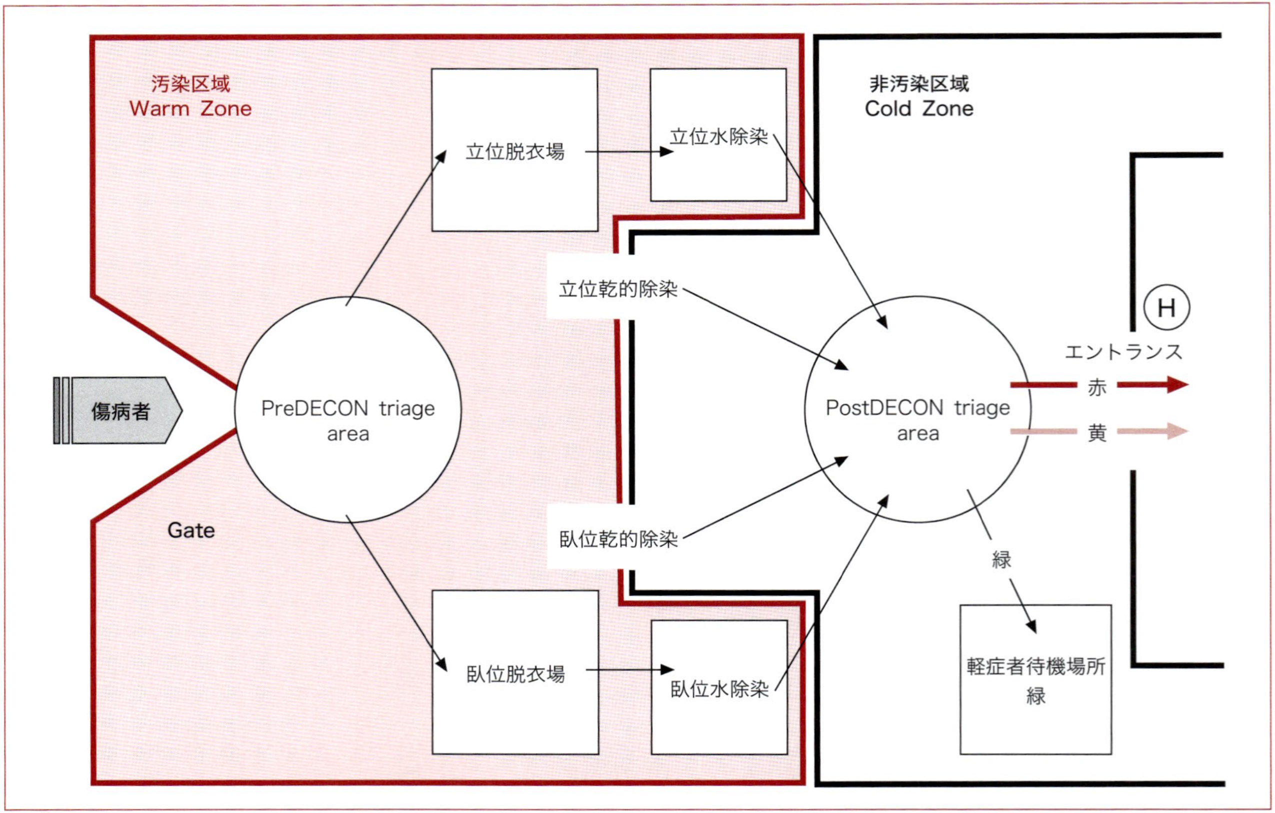

図33 ゾーニング・傷病者動線

【7】CBRNE テロ・災害現場における除染の問題点

　政令指定都市をはじめ全国の消防本部では，CBRNE テロ発生時には現場除染を実施する体制が整備されつつある。しかし，実際にテロ事件が発生した場合，実効性のある現場除染が実施されるのか，筆者は疑問をもっている。問題点を以下にいくつかあげておく。

(1) 除染方法に関して
　全国の消防本部のほとんどすべてで，CBRNE テロ発生時の現場除染方法は「水除染」を基本としている。「ほぼ全例で水除染をする」としているのである。これでは，現場除染設備の前に，除染を待つ傷病者の長蛇の列が発生し，緊急治療を要する重症傷病者の救命は，極めて困難となる。そもそも，全国の消防本部が，総務省消防庁「平成16年度救助技術の高度化等検討会」報告書に従っていないということになっていることも，問題であるといえる。

(2) 除染テントに関して
①CBRNE テロに対する現場除染訓練のほとんどは，訓練開始前に除染テントを設営している。
②実際に災害が発生した際，消防署に保管している除染テントを現場まで搬送して立ち上げ，除染装置を組み立てて実際に除染が開始できるまでに覚知後何分かかるのか。
③除染テントが，担送傷病者に不向きなタイプのものが多数を占めている。
④すぐさま除染が開始できる除染車を配備している消防本部もあるが，その処理能力（1時間あたり何人の担送傷病者を除染できるか）に不安がある。

(3) 現場のゾーニングに関して

　汚染されているものの自力移動可能な傷病者の移動制限をどのようにするのか。アメリカのように警官がNBCテロ被害者に対して，拳銃を向けてでも移動制限をするという強い意識をもっていなければ，汚染者と非汚染者が混在することになり，現場のゾーニングなどは全く無駄となる。この移動制限が実施されなければ，現場でコールドゾーン（非汚染区域として個人防護具なしで活動できる）は存在しなくなり，防護装備を持たないまま搬送することとなっている救急車や救急隊員の二次被害を回避することは困難となる。

　このようにCBRNEテロ対応に関しては，これまでさまざまな取り組みが行われてきているものの，現状では問題が山積していると言わざるを得ない。今後，消防機関と医療機関がさらに連携を強めて，対応強化に向けて努力する必要がある。

【参考文献】
1) 厚生労働科学研究事業「健康危機管理における効果的な医療体制のあり方に関する研究」班(編)：救急医療機関におけるCBRNEテロ対応標準初動マニュアル．永井書店，2009

（大友康裕）

▶ B. 核・放射線緊急事態におけるトリアージ ◀

　原子力災害・核災害（atomic or nuclear disaster），放射線事故（radiation or radiological accident）などと呼称される事象は，国際放射線防護委員会（ICRP）や国際原子力機関（IAEA）では，一括して核・放射線緊急事態（nuclear or radiological emergency）と表現されることが多い（本稿ではこの表現法を使う）。核・放射線緊急事態のうち，災害と認識されるほどのものは，他の人的災害や自然災害に比してはるかに低

頻度の事象である。

　2011年（平成23年）3月11日に始まった福島第一原発事故は，わが国民のみならず全世界の注目を集め，特にわが国では今や放射線・放射能が身近な言葉になった。同時にこうした核・放射線緊急事態が決して対岸の火事ではないことも認識されるようになった。また，昨今では北朝鮮の核ミサイル攻撃による脅威が取り沙汰されている。福島第一原発事故では，2011年（平成23年）3月14日の3号機原子炉建屋での水素爆発に際して11人の負傷者が発生し，そのうち汚染を伴う外傷傷病者2人が千葉市の(独)放射線医学総合研究所にトリアージされた。従来，放射線医学総合研究所や原子力立地道府県で実施されてきた緊急被ばく医療研修でのシナリオは，主に事業所内で発生した1～数人の外部被ばくまたは体表面汚染を伴う労災事故傷病者の初期対応であった。1人，2人の労災事故なら問題ないが，多数の被ばく傷病者が発生する核・放射線緊急事態時にはトリアージが必須となる。

【1】核・放射線緊急事態時のトリアージの原則と問題点

　核・放射線緊急事態で，トリアージが必要なシナリオとしては，
　　①簡易核兵器（improvised nuclear device[*1]）あるいはダーティー爆弾（dirty bomb[*2]）が爆発した
　　②原子力関連施設で水素爆発を含む化学爆発などで多数の作業者が被災した
　　③多数の住民が高い空間線量率[*3]となった地域あるいは放射性プルーム[*4]が通過する地域に居住している
　　④汚染や被ばくがあっても軽度で，さまざまな傷病を抱えた多数の住民が集合・避難してきた
場合などが想定される。
　③④の場合は，放射線防護の基本に則り，救急・災害医療におけるコモンセンスに基づくトリアージを実施すればよい。本稿では，①ないしは②を想定した，実践に困難を伴うトリアージを取りあげる。

> *1 核テロに使用されると想定されている核兵器の一種。違法に入手した核分裂物質を用いて作られているもので、急造のものも軍事用核兵器をベースに改造したものも想定されている。
> *2 通常の爆弾に放射性物質を組み込んで、爆発により環境中に放射性物質を拡散させる装置の1つ。
> *3 対象とする空間の単位時間当たりの放射線量をいう。
>   →単位は、Gy/h（グレイ/時）。
> *4 ガス状あるいは粒子状の放射性物質が雲状になって流れる状態をいう。

　多数の被ばく傷病者が発生する核・放射線緊急事態時には、一般災害時のトリアージ〔災害トリアージ（Disaster Triage：以下、「DT」、別稿参照）〕に加えて、放射線学的トリアージ（Radiological Triage：以下、「RT」）が必要となる。

　放射線による外部被ばく、放射性物質による体表面汚染あるいは内部汚染が直ちに（数時間のうちに）致死的となることは過去の例を見てもない。したがって、災害現場および医療機関においては、一般災害のDTを優先することが基本原則である。唯一の例外は放射線源の近くで、極めて高い空間線量率の場所に傷病者がいると考えられる場合で、この際には外傷などの有無、その重症度を問わずその傷病者を可及的速やかに線源から離すことを優先する。

　厳密な意味でのRTの判断根拠は、医療機関の選別、医療介入の内容、生命予後に最も深く関係する被ばく線量である。すべての医療機関が被ばく傷病者に対応できるとは限らないので、被ばく線量に加えて被ばく医療に特化したmedical surge capacity*5をも考慮に入れたトリアージが真のRTとなる。しかし、個人被ばく線量評価は、限られた専門的施設で行われる多段階のプロセスからなり、数日を要する場合もある。多数の被ばく傷病者が同時に発生する核・放射線緊急事態に際しては、災害現場およ

> *5 災害時のように臨床ケアのニーズが急増した場合、病床数、マンパワー、薬剤、機器材などの観点から、臨床ニーズの増加分に対応できる医療サービスの提供力。

び医療機関では，医療介入の緊急度および必要な医療介入レベルを早期に判断することが要求される。

　災害現場では傷病者が置かれた状況から被ばくの可能性や程度の判断に基づくRT，医療機関では被ばく後の臨床症状や理学所見の推移，簡単な臨床検査所見に基づくRTがより現実的である。最終的なRTの目標は，個人線量評価に基づいて，必要な医療介入が実施できる医療機関を選別することである。放射線被ばくは創傷治癒を障害し，免疫能の低下をもたらすことが知られている[1]。外傷や熱傷を合併する複合損傷（combined injuryという）の傷病者の予後は，より悪くなるのでRTの修飾・変更が必要となる。

【2】現場トリアージ

1）DTの対象となる傷病者（図34）

　原子力関連施設敷地内での事故・災害でないかぎり，発災直後に放射線測定器による放射線サーベイは期待できない。先着の初動対応要員は放射線サーベイが開始される前にDTを実施することになる。前述のシナリオ①，②では，現場の状況により，これ以上接近するのが危険とされる安全境界線が，さらにその外側に保安境界線が確保される[2]。発災時にこの保安境界線内にいた者はすべて潜在的に外部被ばく，体表面汚染，内部汚染があるものと想定する。

　DTで"区分1"の傷病者は，一般災害の場合と同様，現場で必要な救急処置を行い，除染を行うことなく，気温・天候などが許せば全身の脱衣を行い，シーツなどで全身を被覆して医療機関へ搬送する。脱衣によって体表面汚染の約90％が除染されると考えられている。可能ならば，"区分2"の傷病者を現場で除染する。"区分3"の傷病者は現場で除染するか，家庭での除染方法を教えて，除染のためだけに医療機関を訪れないように指示を与える。

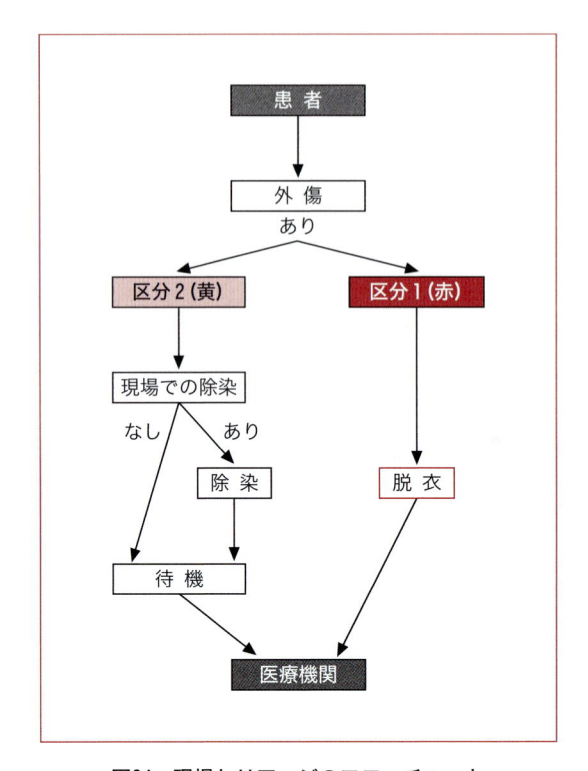

図34　現場トリアージのフローチャート

2）DT の対象とならなかった人のトリアージ

　以下の人を捜し出し，線源との関連で「居場所」の情報に基づきトリアージを行う。
　これらの人は外傷などの合併がないが，外部被ばく，体表面汚染の可能性が高いので，汚染の測定，被ばく線量評価，除染などが実施できる施設（必ずしも医療機関ではない）へ DT 終了後に搬送する。
　　①ある一定の時間，線源から前以て決められている距離より近い場所
　　　にいたことがわかっている者。
　　②汚染源の周囲に設置されたホットゾーンから出てきた者。

③汚染源から半径400mの範囲内にいた者。

【3】病院でのトリアージ

前提として，院内の被ばく傷病者受け入れ体制の構築が必須である。管理者を含め医師，看護師，コメディカルなど，院内関係者の被ばく医療に対する正しい理解が先決で，そのうえで病院としての体制構築に努める。放射線に対する不安がなく医療対応ができるように研修・訓練も必要となる。

1）病院トリアージの原則

①病院においても，DTを優先し，これに従って治療を開始する。
②体表面汚染の有無，その程度がDTの基準を大きく変えることはない。
③内部汚染の有無，その程度の評価，治療は，三次被ばく医療機関で行うことになっているので，鼻スメア[*6]で内部汚染が疑われたら，三次被ばく医療機関に転送する。
④病院でのトリアージが必要なのは，外部被ばく傷病者および複合損傷傷病者である。
⑤1Gy（グレイ）以上の全身被ばくを受け，急性放射線症候群[*7]を発症する可能性のある傷病者が，どの医療機関で，どの程度の医療介入を必要とするかの判断は，基本的には被ばく線量と合併する損傷の程度による。
⑥表26にさまざまな線量評価法を示す。染色体異常分析が今でも線量評価のgold standardである。

> ▶ *6　鼻腔を濾紙や綿棒などで拭き取ることをいう。採取した試料を計測し，放射性物質の吸入の有無，その大まかな量を推計する。
> 　*7　1Gyを超す急性被ばくを全身に受けると，骨髄，皮膚，消化管，中枢神経障害などの確定的影響が被ばく線量に応じて発現する。これらの一連のsymptom complexを急性放射線症候群という。

表26　個人線量評価

- 前駆症状による評価（第1病日）
- 末梢血リンパ球数減少度（第1〜3病日）
- 染色体異常
  - ・不安定型染色体(当日採血，3日後判定)
  - ・安定型染色体（被ばく後長期）
- ESR（歯，爪，木綿，白砂糖）*
- 放射化 Na^{24}（中性子被ばくの場合）の測定
- 個人線量計
- 事故再構成，シミュレーション

＊ESR（Electron Spin Resonance：電子スピン共鳴）
電離放射線が物質に当たるとその構成原子の電子を弾き飛ばし，電子軌道上に不対電子（最外殻起動に位置する，対になっていない電子）を持った原子を作る。生成される不対電子数は放射線量に比例する。不対電子は磁性を持つため，磁場の中にサンプルを置き特定波長のマイクロ波を照射して不対電子数を測定することができる。普通こうした原子を持った分子は寿命が短いが，歯のエナメル質や貝殻ボタン，白砂糖などでは安定して存在しつづけるので，吸収線量の推計に試料として利用される。

2）病院トリアージの目標

現時点でのコンセンサスとしては，被ばく線量によって重症度は，
　①特別な医療介入を必要とせず観察可能な軽症群（1〜2Gy）
　②入院してサイトカイン療法を始める必要がある中等症群（2〜4Gy）
　③サイトカイン療法に加えて血液幹細胞移植の可能性や消化管症候群発症の可能性があり，集中治療を要する重症群（4〜6Gy）
　④救命の可能性は低いが，上記の治療に加えて無菌環境下で濃厚な集中治療を要する最重症群（6〜10Gy）
　⑤救命の可能性はほとんどなく，対症的緩和療法のみとする群（10Gy以上）
の5群に分けられる。
　多数の傷病者発生時には，臨床症状や簡単な臨床検査を組み合わせて，おおよその被ばく線量を推計し，上記の5群に選別し，適切な医療機関に被ばく後早期にトリアージするのが現実的である。

表27 前駆症状の発現時期，頻度と重症度

症状と治療方針		軽症 (1〜2Gy)	中等度 (2〜4Gy)	重症 (4〜6Gy)	極めて重症 (6〜8Gy)	致死的 (＞8Gy)
嘔吐	発現時期 発現頻度	2h以降 10〜50%	1〜2h後 70〜90%	1h以内 100%	30分以内 100%	10分以内 100%
下痢	発現時期 発現頻度	なし —	なし —	軽度 3〜8h <10%	重度 1〜3h >10%	重度 数分〜1h以内 ほぼ100%
頭痛	発現時期 発現頻度	軽微 — —	軽度 — —	中等度 4〜24h 50%	重度 3〜4h 80%	重度 1〜2h 80〜90%
意識	発現時期 発現頻度	障害なし — —	障害なし — —	障害なし — —	障害のおそれ — —	意識喪失，秒分オーダー 数秒〜数分 100%＞50Gy
体温	発現時期 発現頻度	正常 — —	微熱 1〜3h 10〜80%	発熱 1〜2h 80〜100%	高熱 <1h 100%	高熱 <1h 100%

(IAEA/WHO Safety Reports Series No. 2 "Diagnosis and Treatment of Radiation Injuries", 1998, Vienna より)

(1) 前駆症状による線量推計

　被ばく後48時間以内の前駆期に発現する嘔気，嘔吐，下痢，頭痛，発熱などの非特異的な症状を前駆症状という。これらは被ばく線量に依存して，線量が多くなればなるほど，発現の頻度は高くなり，被ばくから症状発現までの時間が短くなる **(表27)**。嘔吐は非特異的な症状であり，災害に伴う精神的ストレスでも起こりうる症状なので，嘔吐発現までの時間は2Gy以下の線量域では感受性が低いことが指摘されている。しかし，6Gy以上の高い線量領域では感受性は高くなるので，上記のような臨床症状の有無，被ばくから症状発現までの時間を丁寧に聴取する必要がある。

(2) 末梢リンパ球数の減衰による線量推計

　血球成分のうち，リンパ球は最も放射線感受性が高く，この性質を利用して古くより全身被ばく線量の推計が行われている。末梢リンパ球数

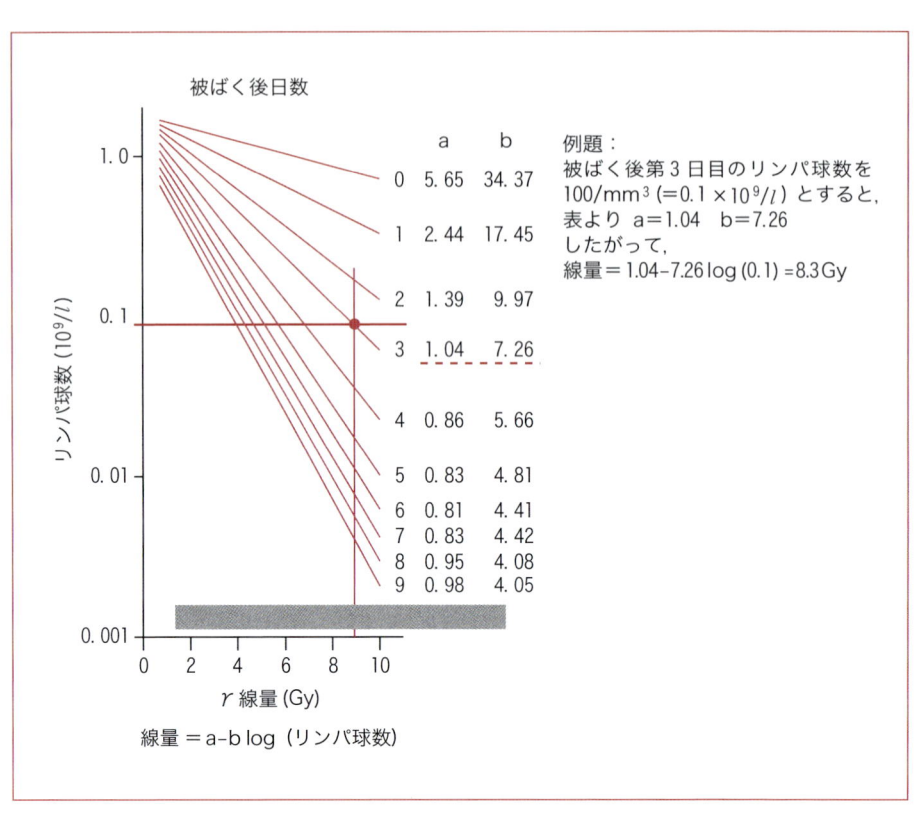

図35 末梢リンパ球数の減衰から求める被ばく線量
(UNSCEAR Report 1988, ANNEX G より一部改変)

は被ばく線量が大きくなるほど，また，被ばく後の経過時間が長くなるほど，減少する．被ばく線量は，被ばく後の日数の時点でのリンパ球数の指数関数で表わされる **(図35)**．

(3) 前駆症状，臨床検査所見の組み合わせによる線量の推計

前述のシナリオ①のように，多数の急性放射線症候群が発生するような場合には，嘔吐までの時間や末梢リンパ球数の推移などの multi-parameter を組み合わせて computer-guided で線量を推計する方法が提案されている[3]．

(4) 被ばく線量にこだわらず，症状，臨床検査所見の障害の程度により医療対応方法を決めるアプローチ

　この考え方は，ヨーロッパグループが提唱する METREPOL (Medical Treatment Protocols for Radiation Accident Victims as a Bais for a Computerised Guidance System) による[4]。神経・血管系症候群，造血系症候群，皮膚症候群，消化管症候群の4つの症候群について，症状・検査所見に基づきそれぞれを，軽症，中等症，重症，致死的の4段階で評価し，全体の grading code を得て，最も grading の高いものに従って医療介入のカテゴリー (response category) を得るものである。この方法による評価は継時的に行われ，dynamic なもので，医療介入の内容によって医療機関の選別，トリアージが行われる。

　核・放射線緊急事態においても，まず一般災害と同様のトリアージが優先される。体表面汚染の有無とその程度は，トリアージ基準の変更にはならない。内部汚染の評価と治療は三次被ばく医療機関に委ねる。外部被ばくの程度により医療介入の内容が予想され，医療機関が選別される。多数傷病者発生のシナリオでは，前駆症状，臨床検査所見などの multi-parameter assessment により被ばく線量を推計し，トリアージを図るのが現実的である。

【引用文献】

1) Alpen EL, Sheline GE：The combined effects of thermal burns and whole body x-ray radiation on survival time and mortality. Ann Sur. 140：113-118, 1954
2) IAEA EPR-First Responder 2006. Manual for First Responders to a Radiological Emergency.
3) http://www.usuhs.edu/afrri/outreach/pdf/BAT_brochure.pdf
4) Fliedner TM, Friesecke I, Beyrer K, eds.：Medical management of radiation accidents. Manual on the acute radiation syndrome. British Institute of Radiology, 2001

　　　　　　　　　　　　　　　　　　　　　　　　　　　　（前川和彦）

Chapter IX

トリアージの教育・訓練方法

KOHAYAGAWA yoshitaka
KONDO hisayoshi
KOIDO yuichi
SATO eiichi
ITO kazuo
NINOMIYA norifumi

A. トリアージ教育の意義

多数傷病者対応を含む災害医療の特徴の1つとして，需要と供給の不均衡があげられる．被災地や現場の医療資源だけで求められるすべての要求に応えることは難しい．そのため対応の優先順位をつけ，医療資源の投入を効率的に行うために，トリアージについての知識をもち実践できることが災害医療従事者には求められる．ここにトリアージ教育の意義がある．

災害医療対応の基本的な考え方に CSCATTT がある **(図36)**[1]．CSCA は Command and Control, Safety, Communication, Assessment からなり，マネージメントに相当する．一方，TTT は Triage, Treatment, Transport からなり，具体的な医療実践に相当する．効果的な医療実践を行うためには CSCA を確立することが重要であり，トリアージはこの基本的な考え方のなかで理解されるべきものである．それゆえ，トリアージ教育もこれらの教育のなかで行われることが重要である．

大規模事故・災害への体系的な対応に必要な項目 CSCATTT			
C : Command & Control	指揮と連携		Medical Management
S : Safety	安全		
C : Communication	情報伝達		
A : Assesement	評価		
T : Triage	トリアージ		Medical Support
T : Treatment	治療		
T : Transport	搬送		

図36　CSCATTT
〔英国 MIMMS® Major Incident Medical Management and Support Group（編）：DMAT 隊員養成研修資料より一部改変〕

B. トリアージ教育の対象

　トリアージ教育の対象は，地域コミュニティーで災害医療対応を行うすべての人々である．特に以下の職種・組織にとってトリアージ教育は必須である．

【1】消防

　事故や災害が発生した場合，市民などからの緊急通報により現場に急行し，消火・救助・救急活動などを行う．救急隊員，救助隊員，指揮隊員はもちろんのこと，通信指令センターの職員や管理職員もトリアージの概念と実際を知らなければ初動での効果的な対応は難しい．

【2】警察

　傷病者の取り扱いは日常的に救急隊を運用し傷病者の対応を行っている消防のほうが得意であると考えられるが，日常業務のなかでは交通事故など警察が現場に先着する場合も比較的多い．そのため警察職員もトリアージの知識をもち，実践できることが求められる．特に地域課や交通課など市民生活に直接関係する部門や機動隊など救助活動を行う部門にとっては必須である．トリアージを含む災害医療の知識をもち実践できることは，災害現場で消防や医療機関など関係機関との連携を円滑にする．

【3】医師・看護師

　近年は全国各地でドクターヘリやドクターカーが運用され，以前と比べ医療チームが現場に出動することが多くなった．消防や警察とともに現場で活動する医師・看護師はトリアージに関する知識をもち，実践できなく

てはならない．また病院で傷病者を受け入れる立場であったとしても，多数傷病者の搬入や受診に備え，トリアージに精通している必要がある．

【4】一般市民

一般市民は地域で傷病者が発生した場合に初期対応者となるため，心停止などの発生に備えてAED（Automated External Defibrillator：自動体外式除細動器）の全国的な配置や心肺蘇生講習などが行われてきた．災害が発生した場合も同様であり，最も早い時期では一般市民が自助・共助で多数の傷病者に対応しなければならない．一般市民がトリアージの知識をもつことは，自助・共助のなかでの円滑な対応と消防・警察・医療チームとの連携，引き継ぎのために望ましいことである．

▶ C. トリアージ教育の方法

【1】成人教育

トリアージ教育を必要とするのは成人が主となるであろう．Knowlesは成人教育実践の特徴として，以下の指摘をしている[2]．

　①成人は自分を自己主導的と考えるため，その自己を傷つけない学習環境を整える必要がある．授業は一方的ではなく，可能であれば計画の時点から学習者も参画することが望ましく，評価にも自己評価を含むことが大事である．
　②成人の経験を活かす学習が重要である．グループディスカッションやシミュレーションが有用である．
　③必要な時期に必要な学習をすることである．社会的役割を成し遂げるために必要な学習である必要がある．
　④学習の方向づけとして問題中心型学習が必要である．

これらの点に配慮しながら，研修計画を作成することが重要である。

【2】Instructional System Development (ISD)

学習効果を高める方法としてISDが知られている。ISDはInstructional Design (ID)ともいわれる。ISDはもともと米軍によって発展したものでいくつかのモデルがあり，5つの部分から構成される **(図37)**。5つの部分の頭文字をとってADDIEモデルともいわれる[3]。

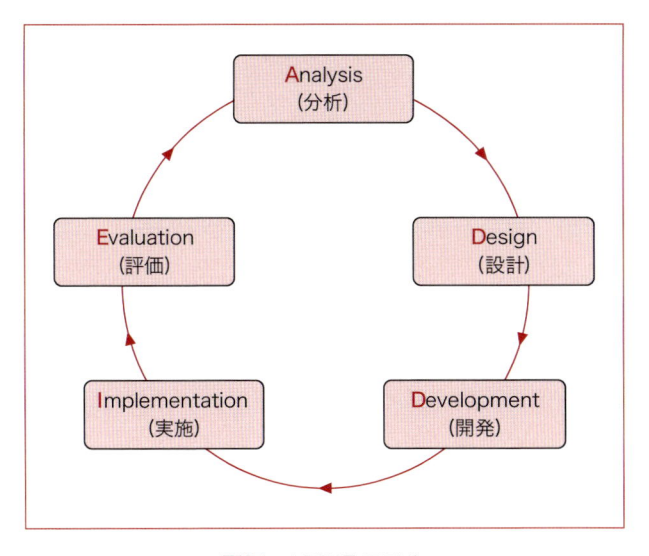

図37　ADDIEモデル

1）Analysis（分析）

学習者の必要や要求から教育により達成すべき教育目標（educational objective）を明確にする必要がある。教育目標には一般目標（general instructional objective：GIO）と行動目標（specific behavioral objective：SBO）がある。

一般目標（GIO）は学習の結果，学習者がどのような能力を習得するか

を示すものであり，行動目標（SBOs）は，一般目標を達成するための具体的な目標である。1つの GIO に対して複数の SBO が設定される[4]。また，それぞれの目標が達成できたかどうかの評価基準を作成する。

トリアージ学習で例示すれば，GIOは「(受講生が) 災害発生時に適切な傷病者対応が可能になるために，災害現場でトリアージを実施する能力を習得する」などが考えられ，それに対してのSBOs は「災害現場における傷病者のフローを記述できる」「START 法によるトリアージを実施することができる」「トリアージタッグの記載と装着を確実に行うことができる」などと設定される。

2）Design（設計）

教育目標の達成に必要な研修期間や対象者，研修プログラム，スタッフ・講師の役割分担，教育方法など学習の方略を検討する。学習の形態には以下のものがある。

(1) 講義を中心とした学習

講義の目的は受講生に基本的な知識を提供することにある。比較的短い時間に多くの対象者に知識を伝えることが可能である。しかし一方向性になりやすく，受講生は受動的になる傾向がある。講義の長さは長すぎず，また内容も多くならないように配慮する。一般的には45分程度を1つの講義の基準時間とし，その中での主なメッセージは5つ程度が現実的である。プロローグ，本編，エピローグを設定する。トリアージでいえば，トリアージの必要性や基本的な考え方，トリアージの種類と実施基準，トリアージの実際などを講義する。

(2) ディスカッションを中心とした学習

講義と比して討議では，講師と受講生の双方向性のやりとりが可能となり，基本的な知識の定着と再構築が可能となる。講師も受講生も議論の準備に時間を必要とする。議論に参加しない受講生も見受けられるこ

とがあるため，講師にはそれを打開する力が求められる。トリアージでいえば，さまざまなトリアージの基準や方法を検討することなどがあげられる。

(3) 経験・体験を中心とした学習
●演習（Exercise）
講義などで学んだ知識を，実際の行動に結びつける過程である。受講生には役割が与えられ，課題が次から次に与えられるので，受講生は積極的に自分のこととして考えることで，さまざまな問題点を見つけることができる。トリアージタッグへの記載や装着方法，模擬患者に対するトリアージなどは必須である **(写真18)**。これらの基礎的な演習を終えた後に，より複合的な演習を行う。大きく以下の２つに分けることができる。

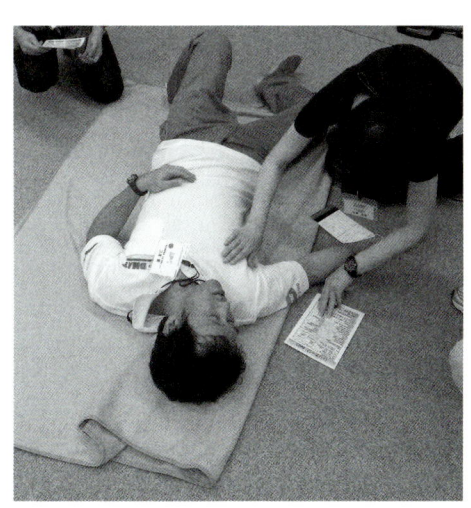

受講生は左手にトリアージの手順が記載されているラミネート加工された資料を持ち，それを参照しながらトリアージを実施している．

写真18　模擬患者にトリアージを実施している受講生（福島県福島市・2013年）

①机上演習（Tabletop exercise）

　文字どおり机の上で行うシミュレーションである。エマルゴトレインシステム®（以下，「エマルゴ」）などが有名である。エマルゴの場合，傷病者をマグネットシンボルに見立て，現場をホワイトボードで作成して時間経過とともに傷病者に見立てたシンボルを動かし，対応していく。費用対効果に優れる**（写真19，巻頭のカラー写真⑦，参照）**。トリアージでいえば，受傷状況やバイタルサインを記載したカードを現場に見立てた机やホワイトボードに配置し，トリアージを次々と行いながらカードを動かし，現場での傷病者管理を進めていく演習などが考えられる**（写真20，巻頭のカラー写真⑧参照，図38）**。

②実働演習（Field exercise）

　関係機関が集まり，模擬患者などを利用して実際の災害現場に模した想定で行う。準備に時間と費用もかかる。規模もさまざまであるが，現場の担当者が顔を向き合わせて実際の対応をするので意義が

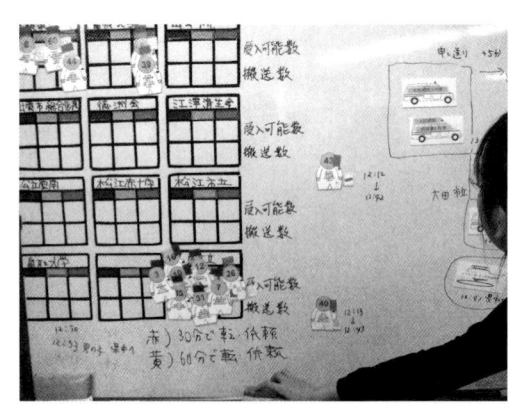

傷病者に見立てた人型マグネットシンボルに傷病者情報が記載されている．この写真は搬送先病院を示したホワイトボードである．いくつかの病院に傷病者が集中している様子がわかる．マグネットシンボルには緑や赤のトリアージタッグに見立てた付箋が貼られている．

写真19　エマルゴトレインシステム®を用いた多数傷病者対応訓練（島根県大田市・2007年）

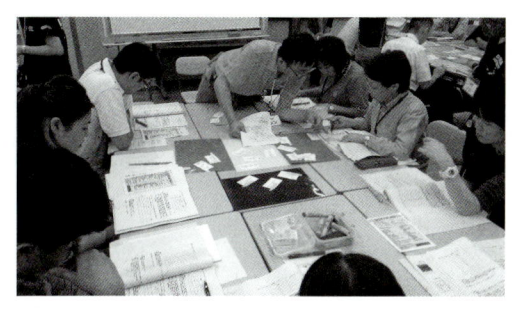

ChapterIX トリアージの教育・訓練方法

傷病者情報の書かれたカードを用いて現場や救護所でのトリアージを実施している.

写真20　DMAT研修でのトリアージ演習
(福島県福島市・2013年)

```
A-5 ☆
女性，20歳代
呼吸36，CRT 3 s
問いかけに「腰の痛み」を訴える
```

この傷病者は傷病者集積場所で歩くことができない．その前提であれば，頻呼吸であるので，優先度1の重症傷病者と判断される．

図38　写真20で使われているカードの1つ

大きい。トリアージ学習でいえば，トリアージメイク（ムラージュ）を施した模擬患者の集団に対し，受講生が次々とトリアージをしていくなどが考えられる。規模の大きな実働訓練では，トリアージ訓練のみ実施することは少なく，本部などマネージメント部門も含めた複合的な訓練とすることが多い**(写真21)**。

　講義だけでは知識は定着せず，また，演習だけでも基礎的な知識が欠如する。対象者の経験や目的などに合わせ，適宜上記を組み合わせなが

171

福島第一原子力発電所事故に伴い，飯舘村では県道の交通量が増加，交通事故のリスクが高まったため，消防・警察・医療・行政・住民が協力し，多数傷病者対応訓練を実施した．写真は重症者を収容する救護所内の様子で，傷病者が次々と運び込まれるなか，DMAT が傷病者の評価を行っている．

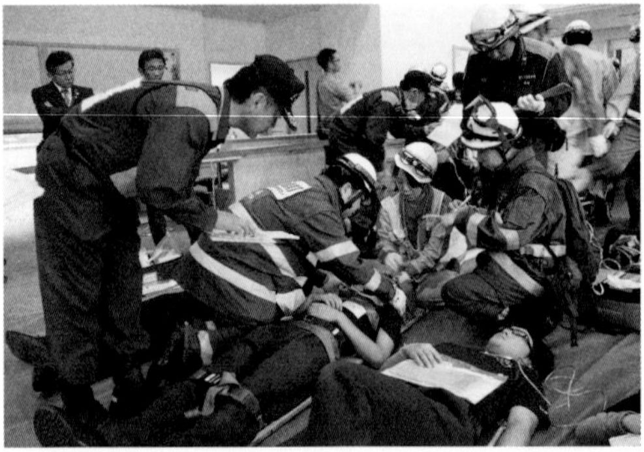

写真21　飯舘村多数傷病者対応訓練
（福島県飯舘村・2013年）

ら実施するのがよい。

3）Development（開発）

研修を実施するのに必要な環境・道具を揃える必要がある。例えば，以下のようなものがある。

- 名簿
- グループ分け
- 評価表・アンケート票
- 配布物：講義スライド，ラミネート加工印刷など
  トリアージの実技をするにあたって，初学者の場合はトリアージの基準や手順を覚えることができず，円滑な実施が難しい場合がある。DMAT 隊員養成研修では，トリアージの手順を示したものをラミネート加工して配布している〔**写真18**で受講生が左手に持っているもの，**(第X章 図41，表31参照)**〕。

- 場所：机，椅子が必要か，実習に必要なスペースはあるか。

4) Implementation（実施）

以上の分析，設計，開発に基づき，研修を実施する。受講生は貴重な時間を割いて研修にきているのである。音声やスライドなどの聞こえ方や見え方に配慮し，時間を厳守することが重要である。

5) Evaluation（評価）

● 目標が達成されたか評価基準に基づき評価を行い，受講生にフィードバックする。一般に学習の評価方法には以下のようなものがある。
- 口頭試問
- 論述試験
- 実技
- レポート提出

● トリアージの評価方法としては，実技が一般的であろう。その場合の評価項目としては以下の項目があげられる。
- トリアージの正確性
- トリアージの迅速性
- トリアージタッグの記載と装着

DMAT隊員養成研修では実技試験で，図39の評価表を使用している。

教育者が受講生を評価するだけではなく，受講生が訓練や教育体制を評価することも重要である。講義内容や運営方法などについて，リッカート尺度や自由記載の形式で受講生の評価を求める。この評価は次に研修をする際の設計や開発に活かされる。

トリアージ実技評価表

受講者番号 _____
施設名 _____　　職種　医・看・調　　氏名 _____

<START方式>

	初回試験評価	再試験評価
1. はじめに歩行可能かを評価した	☐	☐
2. 呼吸を正しく評価した	☐	☐
3. 循環の指標を正しく評価した	☐	☐
4. 意識の指標を正しく評価した	☐	☐
5. トリアージカテゴリーを正しく評価した	☐	☐
6. 時間内にスムーズに行えた	☐	☐

<生理学的・解剖学的評価>

	初回試験評価	再試験評価
1. 生理学的評価を正しく行えた	☐	☐
2. 解剖学的評価を正しく行えた	☐	☐
3. 異常所見を正しく判定した	☐	☐
4. トリアージカテゴリーを正しく評価した	☐	☐
5. 時間内にスムーズに行えた	☐	☐
	<総合評価>	<総合評価>
	優・良・可・不可（再試験）	可・不可
	担当講師：	担当講師：

<コメント>

図39　日本DMAT隊員養成研修で使われているトリアージ実技評価表

▶ D. トリアージ教育研修コースの実例 ◀

ここではトリアージ教育のいくつかの例を紹介する。

以前と比べ，標準化されたコースが多くなった。標準化により共通言語でのコミュニケーションが可能となり，多職種・多機関連携が可能となった。また，同じ目的をもった受講生が集まることで，単独で学習するより効果が増すと考えられる。

【1】標準化されたコース・研修

1) 日本 DMAT 研修

日本 DMAT（Disaster Medical Assistance Team）は厚生労働省管轄の災害派遣医療チームであり，2005年（平成17年）からその教育が始まった。2013年（平成25年）3月末現在，医師2,333人，看護師2,941人，業務調整員1,950人の合計7,224人が登録しており，全国に1,150隊相当があることになる。

日本 DMAT 隊員になるためには隊員養成研修を受講し認定される必要があり，研修は国立病院機構災害医療センター（東京都立川市）と兵庫県災害医療センター（兵庫県神戸市）で年間約20回開催されている。その他，都道府県単位で地域 DMAT 研修も実施されている。前述の CSCATTT に基づき，過去の災害事例での経験などを踏まえながら，災害医療の基本と応用を教育している。

職種により多少時間は異なるが，4日間の研修1,815分のうち，トリアージには195分があてられている。その内訳は講義95分，演習100分である。トリアージの基本的な概念や実践は，シミュレーションやディスカッションの中で繰り返し出てくるため，研修を通じ，自然に身につくものとなっている。

また技能を維持するため，少なくとも5年間に2回以上は技能維持研修を受講する必要があり，その機会を提供している．トリアージも含め継続的に災害医療の知識・技能の向上が図れるよう配慮している．DMAT研修は，各都道府県と調整のうえDMAT指定医療機関の職員などがチームで受講することを原則としており，個人的な希望だけでは受講することはできない．

2）多数傷病者への対応標準化コース
（Mass Casualty Life Support：MCLS）

　消防・警察など災害の初期対応者となりうる職種や人々を対象とし，DMATが災害現場で実施するべき医療について理解を深め，現場などで連携できることを目的としている．内容は日本DMAT研修のトリアージ内容に準拠したものである．日本集団災害医学会が研修の管理・運営を行っている．コースは1日で，DMAT隊員養成研修と同様，災害医療の原則に基づいたトリアージ教育を行っている．

3）緊急度判定支援システムコース
（Japan Triage and Acuity Scale：JTAS）

　2012年度（平成24年度）診療報酬改定の中で，院内トリアージ実施料の算定が記載された．専任の医師または専任の看護師により患者の来院後速やかに患者の状態を評価し，緊急度区分に応じて診療の優先順位づけを行う院内トリアージが行われ，診療録にその旨を記載した場合に算定できる．これにより，平時の救急外来でもトリアージがより頻繁に実施されると考えられるので，担当する医師，看護師はその教育を受ける必要がある．
　JTASは，救急部門で患者の緊急度判定をするために，自覚症状，他覚的所見ならびに現病歴に関する情報を集め，患者の緊急度判定を行うための育成コースである．カナダで運用されているCTAS（Canadian Triage and Acuity Scale）の日本版である．トリアージという言葉が災害時に

使用されることが多く，混乱・誤解の懸念から，日本に導入される際には主に救急部門における平時の尺度であることを重視し，「緊急度判定」と呼称することとなった。日本臨床救急医学会と日本救急看護学会が研修の管理・運営を行っている。

　注意しなくてはならないのは，平時のトリアージと災害時のトリアージは異なるということである。例えば，START法トリアージでは「歩行可能な傷病者」を軽症と定義しているが，これは前提として多数の傷病者が殺到する状況を想定している。トリアージの目的は，医療需要と供給の効率的なマッチングであり，平時においてSTART法で歩行可能な傷病者を軽症と判断したところで，その意義は少ない。トリアージは，目的やトリアージが実施される場所の状況によって，評価項目や基準が変化することを認識する必要がある。

4）日本集団災害医学会セミナー

　日本集団災害医学会セミナー委員会が行っている災害研修コースで，1997年（平成9年）より毎年1〜2回，災害医療の基礎知識と技術の習得を目的に実施している。詳細は第X章を参照されたい。

【2】地域における災害医療研修・訓練の実例

　上記以外で筆者が関わった，地域での災害医療研修や訓練の例を以下に示す。

1）島根県立中央病院〔島根県出雲市，2007年（平成19年）〕

　筆者は2006年（平成18年）11月に日本DMAT隊員養成研修を受講したことを機に，当時の勤務先であった島根県立中央病院において，災害医療に対する認識を高めるために院内研修を企画した。
　この研修は，「しる21うごく30」と銘打ち，災害医療に関する講演会を

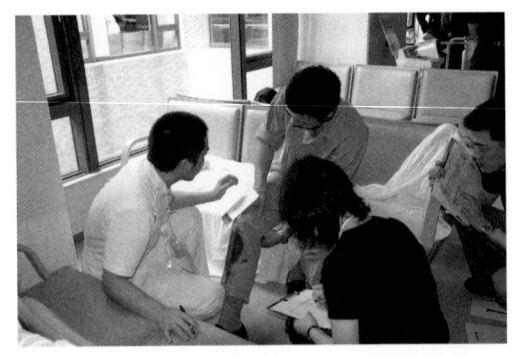

ムラージュを施した模擬患者のトリアージを医師が行っている．

写真22　模擬患者を用いたトリアージ演習
(島根県立中央病院・2007年)

　2007年（平成19年）6月21日に行い，引き続き6月30日に演習を行った。2日間に講義と演習を分散することで，学習を一過性のものにせず，災害医療に対する興味を長時間維持できるように計画した。演習では，午前中にトリアージ演習を行い**(写真22)**，午後にはマグネットシンボルを用いた傷病者対応机上演習（エマルゴトレインシステム®）を行った。

　受講生にアンケートを用いて評価を行ったが，最終的に詳細な分析は行われず，「楽しかった」「役に立った」などの意見に一喜一憂し，次年度の訓練にはフィードバックされなかった。当時，筆者には「ADDIE」という概念はなく，系統だったプログラムからはほど遠いものであった。研修の評価とフィードバックは重要であり，不十分であれば研修としての意義は半減してしまう。

　また，救命救急センターでは島根大学医学部の卒前教育を行っていた。トリアージの導入として，アイドルグループや力士，野球選手の顔写真とそれぞれの特徴（年齢，性別，出身地，所属，好物など）を記載したマグネットシンボルをホワイトボード上に多数貼りつけ，その中から短時間で特定の条件を満たす人をどう選出するかというゲームを作成し実施した。トリアージの考え方を示す導入としておおむね好評であった**(写真23)**。

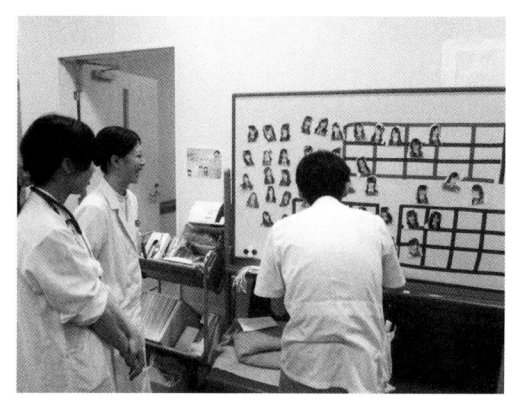

学生がアイドルグループの中から夕食を一緒に食べる
相手を1人選んでいる。力士バージョンもある．

写真23　カードゲームによるトリアージ演習（医学生）
（島根県立中央病院・2010年）

2）飯舘村多数傷病者対応訓練〔福島県飯舘村，2013年（平成25年）〕

　飯舘村は2011年（平成23年）3月に発生した福島第一原子力発電所事故によって，全村避難を余儀なくされている村である。それゆえ，基本的に村民は居住していないのであるが，村内を県道が走っているため，除染や復興関係者による交通量が増し，人員の移動が多くなったことで多数傷病者発生のリスクが高まった。同時に除染作業の本格化と1000年に1度と言われる猛暑から，熱中症多発のリスクもあった。また，村には事業再開した事業所がいくつかあり，彼らの安全・安心を担保する必要性もあった。
　2013年（平成25年）1月より，医療機関や消防・警察・行政機関が集まり，村におけるこれらの問題点の整理を行い，問題解決のための訓練を実施することとした。2013年（平成25年）5月30日，大型バスと普通乗用車が衝突したという想定で，県内および近県の主要な医療機関，福島県警察，県内5消防本部，地元消防団，見守り隊，福島県防災ヘリ，会津中央病院多目的ヘリ，福島県ドクターヘリ，福島県警ヘリなどの関係機関27団体約250人が参加する訓練となった。訓練後も関係者が集まり，それぞれの組織

での問題点を抽出して，次の教育プログラムや訓練につなげた。

　災害は地域コミュニティーを分断する。この訓練は実際の地域ニーズに基づき訓練設計を行い実施したことで，関係者間のつながりが深まり，警察・消防・医療・行政・住民など関係者が協力して復興への一助となったものである。

▶ E. トリアージ教育研修のあり方 ◀

　これまでカードや人形，模擬患者を使ったトリアージ教育が一般的であったが，電子媒体を用いたゲームの紹介もある[5]。電子化の波はトリアージにも及んでおり，電子トリアージシステムの有用性が訓練などで示されている[6]。これらが実用化されれば，混乱する災害現場において傷病者の位置情報や生体情報が電子化により一元管理することができる。そのため，これらの活用のためには，コンピューターやスマートフォンなどの電子ツールに日常的に慣れていることは大切であろう。しかし，いくら事前準備をしても，災害現場で必要なものがない状況は起こりえることである。電子ツールの恩恵は，それを使用する人がデジタルやアナログといった情報の形態に左右されることなく適切に情報マネージメントを行えることで初めて得られるものである。そのためにも原理・原則に立ち戻り，基本的なトリアージの知識と技能が求められる。トリアージを含めた災害医療の知識や技能は，医療者が等しく心肺蘇生を実施できる必要があるのと同様で，医療者にとって必須の知識と技能であり，生涯教育のなかで継続的に学ばなくてはならない。

　トリアージは災害医療のなかで最も注目されやすく，また訓練も比較的実施しやすいため，地域や医療機関で初めて災害教育や訓練を行う場合に，最初のテーマとして取りあげられることが多い。そのため，トリアージが災害医療のすべてと誤解されやすい。しかしトリアージを理解するために

は，災害医療の基本原則CSCATTTの理解が必要であり，そのなかで学習が計画されなくてはならない．研修を行う際にはADDIEモデルに基づき適切な手順を踏むことで，受講生に対し効果的な学習機会を提供することができる．また，災害医療教育や研修は，地域全体を巻き込み多職種・多機関で実施することで，地域コミュニティーのつながりを深め，地域の健康危機管理能力を高めることができるものと考えられる．

【引用・参考文献】

1) Advanced Life Support Group Edited by Kevin Mackway-Jones：Major Incident Medical Management and Support．The Practical Approach at the Scene．third edition, Blackwell Publishing Ltd, 2012
2) Malcom S. Knowles：The Modern Practice of Adult Education from Pedagogy to Andragogy (Revised And Updated)．Cambrides Adult Education．1998
3) Koening L. Koening and Carl H. Shultz：Disaster Medicine．Comprehensive Principles and Practices．Cambridge University Press, 2010
4) 日本医学教育学会医学医療教育用語辞典編集委員会(編)：医学医療教育用語辞典．照林社，2003
5) Knight JF, Carley S, Tregunna B, Jarvis S, Smithies R, de Freitas S, Dunwell I, Mackway-Jones K：Serious gaming technology in major incident triage training：a pragmatic controlled trial．Resuscitation．Sep 81(9)：1175-1179, 2010
6) 野上大樹，他：多人数参加型シミュレータによる電子トリアージシステムの有効性検討．日本集団災害医学会誌 16：8-18, 2011

(小早川義貴・近藤久禎・小井土雄一)

F. トリアージ教育・訓練の実際

【1】トリアージ訓練における模擬患者

トリアージの技能向上のためには，より現実に即したトリアージ訓練が有効である．近年，その工夫の1つとして，トリアージメイクを施された

模擬患者が参加する訓練が行われている。本稿では，トリアージ訓練における模擬患者の概要について解説する。

1）模擬患者とは

　模擬患者とは，特定の疾患患者が持つ特徴を，物理的に可能な限りを尽くして完全に模倣するように訓練された健康人と定義されている[1]。こうした模擬患者には，単に病歴や身体所見にとどまらず，病人特有の態度や心理的，感情的側面に至るまで模倣することが求められている。

　トリアージ教育においては一般的に，模擬患者は講義やシミュレーション形式の教育の場よりも，トリアージ実演（実習）やトリアージ訓練で用いられる。

2）経緯

　医療における模擬患者を活用した教育は，1960年代にアメリカで始まったといわれる。わが国では，1990年代半ばから徐々に広がり，1998年頃から大学を中心に取り組みが本格化した。医師ら医療職のコミュニケーション能力に対する社会的関心の高まりなどがそれを後押しした。

　そうした模擬患者を活用した医学教育は，神経系疾患についてなどの内科系診療から始まった。外傷分野では，救急隊が傷病者役の人形を相手に救出や搬送の訓練を行ってきた。そして，JPTEC™（Japan Prehospital Trauma Evaluation and Care）などの外傷診療のトレーニングコースやメディカルラリーにおいて，スタッフが模擬患者として外傷傷病者役を演じている。

　1995年（平成7年）の阪神・淡路大震災では，初動対応の遅れなどが指摘された。その後，全国各地で災害時危機管理体制の見直しと災害救護訓練が盛んに行われている。自治体などが主催する災害訓練や避難訓練では，一般市民が傷病者役を担うことが多かった。演技の内容は，訓練の被災現場から指示に従って逃げる，あるいはゼッケンをつけて座っている，とい

う程度であった。

　医療機関におけるトリアージを含む災害救護訓練でも，当時は予め計画された訓練行動計画を完全に消化することだけを目的とした演戯的で形骸化したものが多かった。模擬患者についても，バイタルサインや傷病名が記載されたゼッケンを首から下げている形態が多かった。

　実際の災害現場では，トリアージ実施者には，声も通りにくい騒乱の状況下，極度の緊張のなかで多くの傷病者に圧倒されつつも，その傷病者をより短時間で適切かつ確実にトリアージすることが求められる。従来の訓練方法では，参加する医療機関の職員のこうしたトリアージ技能を向上することは難しかった。

　こうした現状を踏まえ，近年ではより現実的なトリアージ訓練が行われるようになってきた。そのなかで訓練参加者が真剣に取り組むために，メイキャップや演技を行う模擬患者の役割が注目されている。

3）効果と課題

　模擬患者が参加するトリアージ訓練の効果と課題について，表28にまとめる。

4）模擬患者が参加するトリアージ訓練の準備　　　および運用上の留意点

(1) トリアージ訓練における模擬患者の理想的な条件（表29）

　表29のような条件を考慮すると，模擬患者には経験を積んだ救急医や救急医療に従事する看護師，あるいは熟練した救急隊員が理想といえる。しかし，こうした職種の人物が模擬患者を演じると，トリアージ訓練の運用担当者や訓練全体の評価者が不足することが懸念される。実際には，医療系の学生や一般市民が十分な事前講義や各自の演技指導などを受けたうえで模擬患者を担うこともある。その場合，訓練実施中も必要であれば，そばで補足説明するスタッフ（いわゆる「神の声」役）を配置するとよい。模擬患者として小児が参加する場合，彼らの理解度を考慮し，

表28　模擬患者が参加するトリアージ訓練の効果と課題

	効　果	課　題
訓練実施側	①より現実的な訓練になる。 ②模擬患者が同じ演技をすることで，反復訓練による訓練参加者のトリアージ技能向上につながる。また，訓練参加者を増やすことができる。 ③対応や処置について，模擬患者からフィードバックを受けることができる	①演技が稚拙であると，訓練参加者の混乱の原因になる。 ②多数の模擬患者を集め，訓練説明や各自の模擬患者想定を付与するなどの準備が負担となる。
模擬患者側*	①トリアージをはじめ，災害現場で起こりうることや災害医療についての理解が深まる。 ②病態や医療用語についての知識が深まる。 ③医療従事者への信頼感につながる。 ④医療従事者や医療系の学生には，自らの医療者としてのあり方などを見直すきっかけとなる。	①訓練中に，身体の一部を踏まれけがをしたり，対応や声かけにより心的ストレスを受けたりするおそれがある。 ②演技に集中するあまり，自身の体調が崩れるおそれがある（過換気発作や脱水症状など）。 ③受けた対応次第では，医療従事者への不信感につながるおそれがある。

＊一般市民が模擬患者を演じる場合を含む

表29　トリアージ訓練における模擬患者の理想的な条件

①訓練の目的と訓練想定を理解していること。
②訓練における自らの置かれた状況を理解したうえで，想定されていない事柄（例えば，職業や家族背景など）については齟齬が生じないように臨機応変に演じられること。
③自分の演じる病態を理解していること。
④病態の経時的変化を理解し，処置の適否や必要な処置が行われない場合の容態変化を適切に演技することができること。
⑤精神的な動揺について理解していること。
⑥訓練中に演じるべきこと，演じるべきでないことを理解し，実践できること。
⑦自分の体調管理ができ，体調不良を未然に予防できること。また，体調不良やけがをした場合の申告方法などを理解していること。
⑧同じ演技を何度も繰り返しできること。
⑨実際の救急現場を知っていることが望ましいこと。
⑩模擬患者側から訓練参加者にフィードバックなどにより評価する場合には，より高い経験や技量を備えていること。

保護者のそばで演技が必要ない役を演じてもらうなどの工夫が必要である。

(2) 模擬患者の参加形態
いくつかの例を以下に示す。
- ● 医師帯同方式[2]

  模擬患者1人につき訓練評価者としての医師などのスタッフを1人帯同させる方式。

  【メリット】
  - ・帯同するスタッフが，訓練参加者のトリアージの手技や評価方法，判定の適否を即座に評価し，フィードバックすることができる。
  - ・模擬患者に危害が及びそうな場合には，制止することができる。
  - ・模擬患者への演技指導が十分でなくても，適宜演技の補足ができるため，演技に緊張する模擬患者の精神的負担を軽減することができる。

  【デメリット】
  - ・模擬患者に匹敵する大勢の技量の高いスタッフが必要となる。

- ● 自己申告式[3]

  模擬患者にスタッフは帯同せず，模擬患者が演技できない内容，すなわち血圧や脈拍などは，それを実際に訓練参加者が測定した場合は，模擬患者自身が口頭で自ら申告する方式。

  【メリット】
  - ・神の声役の帯同するスタッフの節約になる。

  【デメリット】
  - ・模擬患者役に一定以上の知識や経験が要求される。

(3) トリアージ訓練における模擬患者への事前の主な指導項目と内容
トリアージ訓練実施者は，模擬患者役に**表30**のような項目を訓練実施までに講義し，理解してもらう必要がある。当然，模擬患者役が医療従

表30 トリアージ訓練における模擬患者への事前の主な指導内容

①災害医療概論
②トリアージ概論
③バイタルサインについて
　・バイタルサインの意味，基準範囲，異常値とその原因など
④訓練について
　・訓練想定，訓練目的，訓練実施側の意図や獲得目標，訓練参加者の背景，訓練参加者数や模擬患者数，訓練のスケジュール，訓練終了後の行動計画，持ち物など。
　・訓練が後日の場合には，集合時刻と集合場所および緊急連絡先を伝える必要がある。
⑤傷病者カード(仮)の内容について
⑥具体的な演技方法について
⑦訓練参加者へのフィードバックについて
⑧安全管理と健康管理について　など

事者か否かで，説明に必要な時間が異なる。

5）トリアージメイク（ムラージュ）について

　ムラージュ（Moulage）とは，傷病の記録や医療教育に使用された模型などの呼称である。近年では，災害医療の訓練などで使用される外傷などを模造したダミー人形や，傷病者役の身体に特殊メイクで模造された外傷・血液なども総じてムラージュと呼ばれ，より現実的なトリアージ訓練などに用いられる**（写真24，巻頭のカラー写真⑨参照）**。

　ムラージュには，切創，熱傷，火傷，打撲痕，皮下血腫，擦過傷，捻挫，切断肢などがあり，その具体的作成法については成書を参考にされたい。ムラージュを施すためのスタッフや時間と場所，さらには訓練終了後にムラージュを除去するために必要な物品や水道の確保などについて，訓練前に十分に準備しておくべきである。また，ムラージュにより，着衣や施設の床や壁に汚染のおそれがあるため，その周知と対策を模擬患者や訓練参加者，施設管理者に徹底させておくことや，汚染を広げない工夫などが重要である。

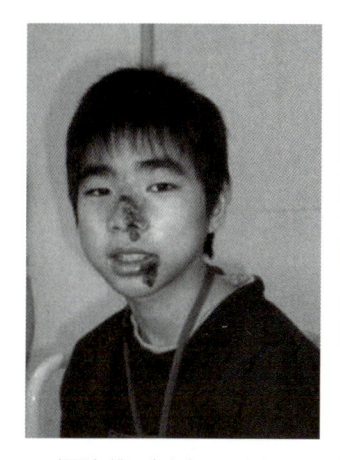

ChapterIX トリアージの教育・訓練方法

a. 顔面打撲，鼻出血，口腔内出血

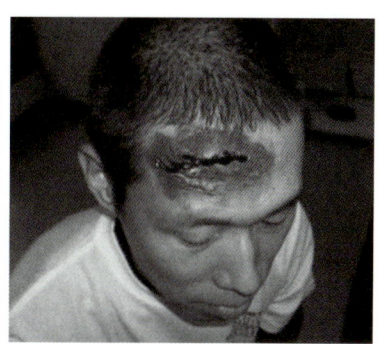

b. 頭部打撲，右前額部挫創

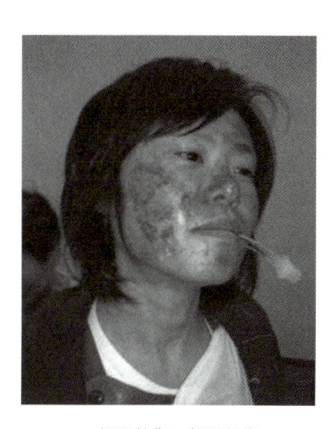

c. 顔面熱傷，気道熱傷
（気管挿管チューブをくわえている）

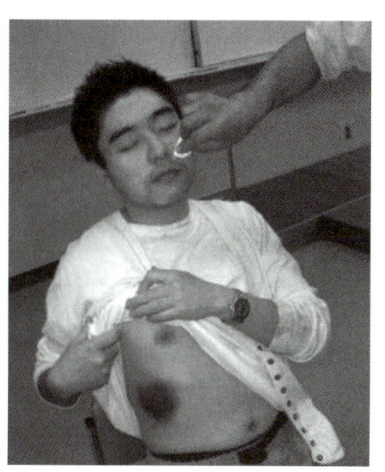

d. メイキャップの様子
（蒼白の顔面と右打撲痕）

写真24 トリアージメイク（ムラージュ）
(写真提供：災害救護訓練における模擬患者研究会)

6）今後について

　全国の大学医学部や医科大学などの医育機関を対象にしたアンケート調査では，模擬患者が参加するトリアージ訓練を行っている大学は，27%（15/55）にとどまっている[4]。その原因としてさまざまな課題が指摘されているが，今後，それらを解決して，医育機関でのより現実的なトリアージ訓練実施の拡大が望まれる。

　また，全国には模擬患者を運用する団体が数多く存在する。その1つである「災害救護訓練における模擬患者研究会」は，災害救護訓練において模擬患者として協力することにより，災害医療の根底をなす災害遅延死や防ぎえた死の確実な減少や実践的な災害医療体制の構築に少しでも寄与したいと願う有志により，2002年（平成14年）に発足した団体である。これまでも，市民を中心に模擬患者ボランティアとして，各地の災害救護訓練に協力してきている。訓練実施側にはこうした団体とも積極的に協力し，トリアージ訓練向上と定期的な開催が望まれる。

【引用・参考文献】
1) 畑尾正彦：2. 看護学におけるPSP（模擬患者）の参加（医学教育におけるSP）．看護学におけるPBL・チュートリアル教育FD研修会報告書．平成15年度特色ある大学教育支援プログラム事業．pp.92-96，2006
2) 越智文雄，竹島茂人，箱崎幸也：原因不明多数傷病者発生事案における病院災害対処訓練．日本集団災害医学会誌 8：264-271，2004
3) 山下　進，鳥越奈都代，阿部祐子：DMAT訓練を基礎とし，各種機関と連携した災害時医療訓練．日本集団災害医学会誌 13：204-210，2008
4) 石井　昇，中尾博之，李　俊容，他：災害医学教育に関するアンケート結果とこれからの展望．日本集団災害医学会誌 14：12-19，2009

（佐藤栄一）

【2】トリアージ実技演習におけるインストラクター

　インストラクターが自分の知識や技術をわかりやすく受講生に伝えるためには，プレゼンテーションスキルが必要不可欠である。さらに，限られ

た時間の中で最大限の効果をあげるためには肯定的教育手法（褒め教育）をお奨めしたい。受講者は褒められることによって学習効果が倍増する。

しかし，プレゼンテーションスキルとは単に話が上手になることではない。また，褒めるとはお世辞を言うことではない。

以下に，実技演習のインストラクターとして，プレゼンテーションスキルと肯定的教育手法をどのように反映すべきかについて述べる。

1）プレゼンテーションとは

プレゼンテーションとは，自分の考え，知識，技術を相手に伝え，理解や同意を得て行動してもらうために行うこと，すなわち人間関係を築くコミュニケーションの基となる行為である。

ビジネスにおける企画の説明，学校での講義，パーティーでのスピーチ，政治家の演説，宗教家の説教，そして実技指導もプレゼンテーションである。

2）プレゼンテーションに不可欠なもの

それは「プレゼント＝価値」である。相手に価値をもたらさない知識や技術や提案は受け入れられない。したがって，相手に価値のないプレゼンテーションは存在し得ない。

プレゼンターは常に相手に価値をもたらすことを考えなければならない。その見返りとして相手に「プレゼンス＝存在感」を与え，相手から評価や信頼を得ることができる。

3）実技演習のインストラクション

実技演習を明確かつ簡潔にし，受講者が理解や習得しやすい指導を行うプレゼンテーションの組み立て方を，「インストラクションの3つのハコ」として以下に説明する（図40）。

```
┌─────────────────────────────────┐
│    ┌───────────────────┐        │
│    │   ブリーフィング    │        │
│    └───────────────────┘        │
│    ┌───────────────────┐        │
│    │     ボディー       │        │
│    │ ・デモンストレーション│       │
│    │ ・指　導           │        │
│    │ ・問題解決          │        │
│    └───────────────────┘        │
│    ┌───────────────────┐        │
│    │  ディブリーフィング  │        │
│    └───────────────────┘        │
└─────────────────────────────────┘
```

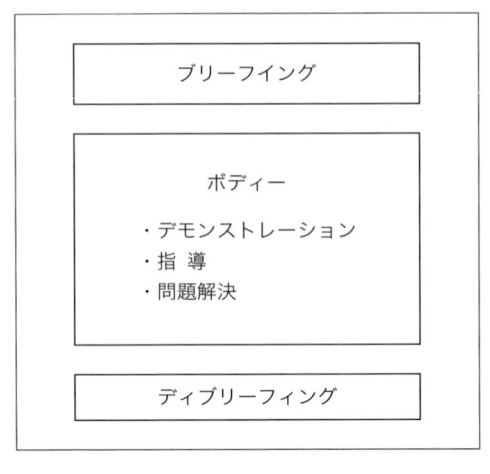

図40　インストラクションの3つのハコ

(1) 第1のハコ：ブリーフィング

　ブリーフィングは練習直前の必要不可欠な伝達であり，できるかぎり短時間で簡潔に行う。
　①実習のテーマを述べ，指導スタッフを紹介する。
　②到達目標（ゴール）を明確に伝える。
　　ゴールとは，今，この場で，何ができるようになるかである。例えば，「模擬患者を対象にSTART法を用いてトリアージタッグに記載できるようになること」と表現する。この場で実際の傷病者に行うわけではないので，「模擬患者を対象に」とか「ダミー人形を対象に」など，訓練で実際に行う到達目標を伝えることが重要である。
　③実際の現場における利用価値（必要性）を伝える。
　　ゴール達成したスキルが実際にどの場面で役立つ，あるいは必要になるのかを示唆しなければならない。例えば，「実際の災害時には，このような場面で役立ちます」など，可能なかぎり受講者の環境に合った利用価値を示唆すべきである。
　　前述したが，利用価値や必要性を感じない練習には誰も真剣に取り組まない。必要性を感じるからこそ一生懸命練習し，覚えようとす

④練習の概略とやり方を説明する。

練習の手順，そして受講者の位置決めを指示する。デモンストレーションはどの位置からが見やすいか，練習時は傷病者のどのあたりにいると実施しやすいかなども考慮し指示する。

(2) 第2のハコ：ボディー

ここが実技指導そのものである。

① デモンストレーション
　・ゆっくり，はっきり，正しい実技をやって見せる。
　・受講生全員によく見える位置で行う。

インストラクターが上手にできるのは当たり前で，受講生から見ていかにわかりやすいかが重要なポイントである。

デモンストレーションはやって見せることであり，口頭の解説ではない。練習を直前にした受講生を前に，必要以上の解説は実習の邪魔，混乱のもとである。説明は必要最小限にし，実技そのものをやって見せることに重点をおくべきである。

② 指導
　・受講生のコントロールをする。

練習の指示を受けていない人や時間をつくらないこと。練習の順番待ちになっている受講生にも「見学してください」「見ていてください」などと指示を出す。そうしないと指示を受けていない受講生同士で雑談が始まる。雑談のために貴重な時間を費やして練習にきているわけではない。ノーコントロールは時間の無駄である。

　・肯定的に指導する。

受講生本人の学習能力と意欲を引き出すために，肯定的コメントを提供する（肯定的コメントの出し方は後述）。

　・受講生全員をゴール達成させる。

インストラクターは受講生がゴール達成するための協力者であり，それを確認することはインストラクターの使命である。

③問題解決
　　・受講生各人の問題点を見落としてはならない。
　　・適切なスキルへの訂正，修正を行う。
　　・しかし否定的なインパクトを与えないよう注意が必要である。
いきなり「ダメ出し」をすると受講生は学習意欲を失ってしまう。心理的なダメージによる学習能力低下からの修復には，かなりのエネルギーを費やさなければならないことになるので，できれば訂正そのものを避けたいものである。しかしゴールへ到達するまでには，いくつかの問題を克服していかなければならないだろう。そこで，否定的なインパクトを最小限にする訂正手法として奨めたい手法が，「プラス，マイナス，プラス」である。

例えば，実習中のトリアージタッグの記載では，いきなり「肝心のトリアージ区分の選択を忘れたらダメですよ」と訂正するのではなく，「傷病者情報の記載はOKです（プラス）。トリアージ区分の選択も忘れないようにしましょう（マイナス）。タッグのもぎ取りもそれで正しいです（プラス）」などのように，肯定的コメントで訂正コメントをサンドイッチする方法である。この手法を用いることにより，受講生の訂正による学習意欲低下を最小限にすることができる。

(3) 第3のハコ：ディブリーフィング

練習が終了したら，全体的に褒め，問題点があれば次への改善方法を助言する。

ディブリーフィングにおいてインストラクターが必ず行わなければならないことは，受講生がゴール達成できたことの確認である。受講生は自己評価できないので，指導者から言ってもらわないと自分が目標達成したことがわからないままで自信がつかない。ゴール達成確認は指導の最終作業なので，必ず行わなければならない。

4）指導中の褒め方

推奨したい褒め方は以下の2つである。
　①具体的に褒めること
　②即座に（その場で）褒めること

褒めることに違和感や疑問を感じる人もいると思うが，これはお世辞を言うことや下手に出ることではない。「褒める」ということは，受講生ができたことを1つ1つ確認していく作業である。
「○○はできています。○○はそれでよいです。○○もOKです」などと，できたことの1つ1つを指導者から肯定的にコメントしてもらうことで，そのスキルが受講生の身についていくのである。

また，「先ほどの○○はあのやり方でOKです」などと時間が経ってから言っても，受講生は何のことを褒められているのかピンとこず，学習効果につながらない。肯定的コメントは即座に（その場で）提供すべきである。

（伊東和雄）

G. トリアージ教育の今後

トリアージは，1995年（平成7年）の阪神・淡路大震災以降進化を続け，多くの教育がなされてきた。とりわけ自然災害時におけるトリアージとともに大事故時のトリアージについての教育が発展してきた。災害においては，日本集団災害医学会や日本DMATでの教育研修の貢献が顕著で，さらに2011年（平成23年）の東日本大震災以降は，医師会や病院における災害に対する認識が高まり，病院職員に対する災害トリアージ教育も普遍化しつつある。その他にもトリアージ教育が普及してきた要因として，救急外来でのトリアージの普及があげられる。

【1】消防職員へのトリアージ教育

　救急隊を中心とした消防職員は，災害時には最も早く現場に到着する医療スタッフである。消防職員は普段の業務のなかでトリアージ訓練が十分になされているが，さらに近年は集団災害事例が多く，現場でトリアージを施行経験する隊員が増えている。今後も同様な訓練教育をして，現場で消防職員によるトリアージが実地されていくことが望まれる。

【2】災害医療支援専従者へのトリアージ教育

　歴史的には日本の災害医療におけるトリアージ教育は，明治以降は日本赤十字社を中心に行われてきた。1970年代に日本の国際医療支援が活発になり，1982年（昭和57年）に国際緊急医療チーム（JMTDR）が政府国際医療チームとして設立され，その隊員教育の一環としてトリアージ教育プログラムが発展した。また，国内では阪神・淡路大震災を契機に日本集団災害医学会が創設され，そのなかで学会セミナーとして医師，看護師，救急隊員，一般職の多職種を対象にトリアージ研修が開始された。多くのトリアージ管理者の教育がなされ，それが現在の災害医療教育の中心となっている。その後，日本国内での政府災害医療チームとして日本DMATが組織され，トリアージ教育がなされている。

【3】病院での災害トリアージ教育

　病院での災害医療教育は，公的な災害医療研修会に参加した職員によって各病院で始まった。その内容は，公的災害研修会と同様に，①講義，②机上シミュレーション，③実地訓練のプログラムで実施され，多くの病院が定期的に職員の教育を行い，さらに地域医師会や自治組織と合同で訓練を行うようにもなってきた。

【4】病院での救急トリアージ教育

　病院では救急専門外来いわゆる ER をおく病院が増えてきて，重症者は救命救急センターに搬送されるが，中等症以下で病院へ直接自力で受診の傷病者や救急車で搬送される傷病者に対してはトリアージが必要となり，救急外来医師や看護師に対してトリアージ教育が行われるようになってきた。特に看護師に対してはトリアージナースという資格制度があり，その教育研修には行政機関などから補助金も出るようになった。これはトリアージナースが，普段の業務のなかで実地教育されていることが災害時に役に立つことから重要な職域となっているためであろう。現在，多くのトリアージナースの研修が行われており，それに伴い医師のトリアージに対する認識も上がってきている。

【5】トリアージ教育の今後

　トリアージ教育は当初，災害を主に考えられていたが，近年の ER における傷病者へのトリアージ概念の普及に伴い，今後トリアージ教育の基準や実施について再考する必要が出ている。トリアージ概念は多くの場面やさまざまな対象者に役立つ手法であり，特に医療の現場では，傷病者の症状や状態，緊急度・重症度，受け入れ環境によりトリアージ手法を取り入れ，効率のよい医療業務を行うことが大切である。今後は，災害・救急の現場に役立つ教育標準化を図り，共通テキストや共通研修方法などを確立する必要がある。

〔二宮宣文〕

Chapter X

各種災害教育コースにおける トリアージ方法の相違点と総合性

Chapter X

HIGASHIOKA hiroaki

トリアージの定義および概念については本書の他稿に委ねるが，近年，トリアージという単語を含むさまざまな用語が使用されており，少し混乱が生じている．特に，平時の救急医療の場において，トリアージという言葉が頻用され，少なからず混乱が生じているという現状がある．多数傷病者を対象とした災害医療でのトリアージは，限られた医療資源で可能な限り多くの命を救命するために，傷病者の治療や搬送において傷病者を区分することであり，この稿では，多数傷病者に対する災害医療対応の視点でのトリアージの方法について，日本DMAT (Japan Disaster Medical Assistance Team：以下，「日本DMAT」) 隊員養成研修とMIMMS (Major Incident Medical Management and Support) コース，日本集団災害医学会セミナー (Japanese Association for Disaster Medicine Semminar：以下，「JADMS」) での指導方法の現状を述べることとする．また，トリアージに関する今後の方向性についても少し言及したいと思う．

A. 日本DMAT隊員養成研修におけるトリアージ方法について

　DMATは，大規模災害の急性期に災害現場での医療活動を可能とする機動性のある自己完結型のチームである．その隊員養成研修は4日間にわたる講義や実技演習からなり，そのなかでトリアージについても講義と実技演習に多くの時間が費やされている．DMATが行うトリアージの方法には，一次トリアージとしてのSTART法[1] (Simple Triage and Rapid Treatment：以下「START」) **(図41)** と二次トリアージとしてのPAT法[2] (Physiological and Anatomical Triage：以下，「PAT」) **(表31)** がある．DMATは急性期災害医療における専門集団であり，トリアージを実施する場所は，災害現場や応急救護所，搬送待機場所，支援病院，SCU (Staging Care Unit) など多岐にわたる．START法の習得についてはチーム全員が実施できることが望まれるが，PAT法に関してはチーム内の医師・看護師

ChapterX 各種災害教育コースにおけるトリアージ方法の相違点と総合性

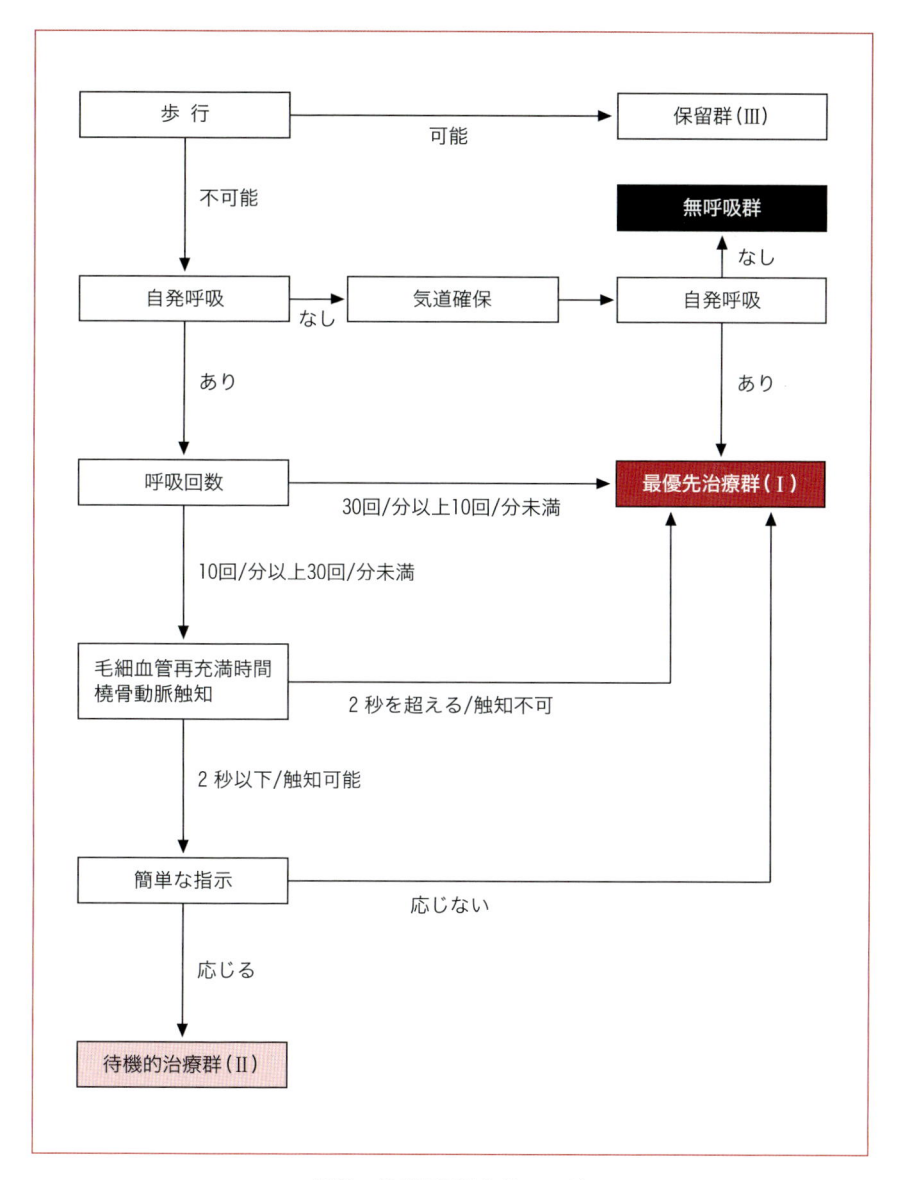

```
      ┌─────────┐          可能          ┌──────────┐
      │  歩 行   │────────────────────→│ 保留群(Ⅲ) │
      └─────────┘                        └──────────┘
           │ 不可能
           ↓                                      ┌──────────┐
      ┌─────────┐   なし   ┌─────────┐   →   │ 無呼吸群  │
      │ 自発呼吸 │─────────→│気道確保 │         └──────────┘
      └─────────┘          └─────────┘              ↑ なし
           │ あり                  ↓              ┌─────────┐
           │                                       │ 自発呼吸 │
           │                                       └─────────┘
           ↓                                           │ あり
      ┌─────────┐  30回/分以上10回/分未満   ┌──────────────┐
      │ 呼吸回数 │────────────────────────→│最優先治療群(Ⅰ)│
      └─────────┘                            └──────────────┘
           │ 10回/分以上30回/分未満                ↑
           ↓                                        │
      ┌──────────────┐  2秒を超える/触知不可      │
      │毛細血管再充満時間│──────────────────────┘
      │橈骨動脈触知    │
      └──────────────┘
           │ 2秒以下/触知可能
           ↓
      ┌─────────┐         応じない
      │ 簡単な指示│──────────────────→ (最優先治療群Ⅰ)
      └─────────┘
           │ 応じる
           ↓
      ┌──────────────┐
      │ 待機的治療群(Ⅱ)│
      └──────────────┘
```

図41　START法トリアージ

(Benson M, et al : Disaster triage : START. Then SAVE-A new method of dynamic triage for victims of a catastrophic earthquake. Prehospital and Disaster Med 11 : 117-124 1996年より一部改変)

表31 PAT法（Physiological and Anatomical Triage）

	治療や搬送の優先順位の決定
第1段階	生理学的評価 （初期評価）	・意識：JCS 2桁以上 ・呼吸：10回/分未満または30回/分以上 ・脈拍：120回/分未満または50回/分未満 ・血圧：収縮期血圧90mmHg未満または200mmHg以上 ・SpO$_2$：90%未満
第2段階	解剖学的評価 （全身観察）	・開放性頭蓋骨陥没骨折 ・外頸静脈の著しい怒張 ・頸部または胸部の皮下気腫 ・胸郭動揺，フレイルチェスト ・開放性気胸 ・腹部膨隆，腹壁緊張 ・骨盤骨折 ・両側大腿骨骨折 ・四肢切断 ・四肢麻痺 ・穿通性外傷 ・デグロービング損傷 ・15%以上の熱傷，顔面気道熱傷の合併
第3段階*	受傷機転	・体幹部の挟圧 ・1肢以上の挟圧 ・爆発 ・高所墜落 ・異常高温度環境 ・有毒ガス ・汚染（NBC）
第4段階*	災害時要援護者	・小児 ・高齢者 ・妊婦 ・基礎疾患のある傷病者 ・旅行者（外国人）

＊これらの受傷機転や災害時要援護者に該当している場合は，1段階トリアージのカテゴリーを上げることを検討する

〔日本集団災害医学会DMATテキスト編集委員会（編），日本救急医学会（編集協力）：DMAT標準テキスト．第1版，p.44，へるす出版，2011年より一部改変〕

が主体になっている。その理由は，PAT 法には JPTEC™ や JATEC™，JNTEC™ といった外傷標準化教育コースの内容が多く含まれており，その実施において外傷診療の知識と技術が要求されるからである。また，実際の活動においてもそうであるが，トリアージの際には簡易型超音波検査装置（エコー）や心電図モニター，経皮的酸素飽和度モニターなどの携行資器材を活用している。医師や看護師以外の職種のチームメンバーについては，実習を通してトリアージ情報を伝達する役割などが学べるようにカリキュラムが工夫されている。

B. MIMMS におけるトリアージ方法について

　イギリスにおける大規模災害への医療対応として，イギリスの ALSG (Advanced Life Support Group) 公認コースである MIMMS コースがある。わが国においても MIMMS 日本委員会が主催する Advanced MIMMS コース(3日間)などが開催されている。詳細については他稿や成書を参考にしていただくこととし，ここでは MIMMS におけるトリアージについて述べることにする（参考 URL：http://mimms-jp.net/）。

　MIMMS ではトリアージの目的を，「適切な時に適切な場所に適切な患者を搬送して最善の治療を受けさせること以外に，最大多数に最善を尽くすこと」としている。トリアージの方法は2段階方式で，一次トリアージとして Triage Sieve **(図42)** を，二次トリアージとして Triage Sort **(図43)** と呼ばれる方法を採用している[3]。どちらも生理学的評価に基づいている。一次トリアージは多数傷病者が発生しているような災害現場などで行われるので，Triage Sieve には迅速性・簡便性・安全性・再現性が要求される。実際には **図42** のような手順で実施されるが，START 法と異なる点は意識の評価項目がないということである。また，小児においては小児用トリアージテープの使用などが紹介されている。次に，Triage Sort についてであるが，これはトリアージに利用可能な医療資源があることが

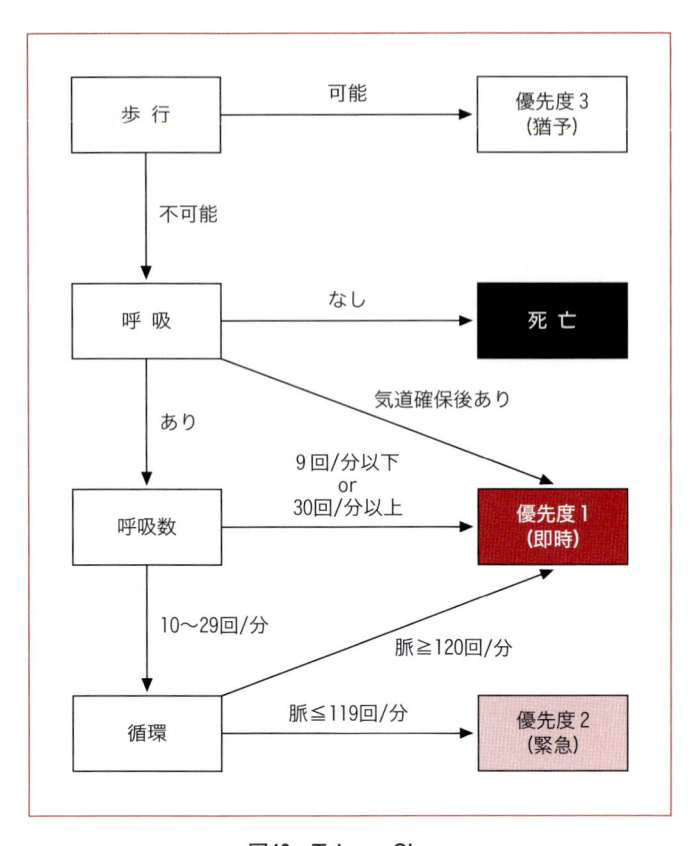

図42 Triage Sieve
(Advanced Life Support Group：Major Incident Medical Management and Support, The Practical Approach at the Scene. Third edition, Nov 3. p. 97, 2011年より一部改変)

前提で，生理学的評価法であるトリアージ用改訂外傷スコア（Triage Revised Trauma Score：TRTS）**(図43)** を利用し，これに時間と状況が許すかぎり，解剖学的評価の情報を加味する方法である．

ChapterＸ 各種災害教育コースにおけるトリアージ方法の相違点と総合性

トリアージ用改訂外傷スコア（TRTS）

生理学的評価項目	測定値	点数
呼吸数	10〜29	4
	>29	3
	6〜9	2
	1〜5	1
	0	0
収縮期血圧	≧90	4
	76〜89	3
	50〜75	2
	1〜49	1
	0	0
意識レベル(GCS)	13〜15	4
	9〜12	3
	6〜8	2
	4〜5	1
	3	0

3項目の点数の合計

- 1〜10点 優先度1（即時）
- 11点 優先度2（緊急）
- 12点 優先度3（猶予）
- 0点 死亡

TRTSを基礎とし，これに時間と状況が許すかぎり解剖学的評価の情報を加味する

図43 Triage Sort

(Advanced Life Support Group：Major Incident Medical Managementand Support. The Practical Approach at the Scene. Third edition, Nov 3. pp. 98-99, 2011年より一部改変)

C. 日本集団災害医学会セミナー（JADMS）におけるトリアージ方法について

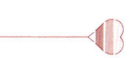

　日本集団災害医学会セミナー（JADMS）は，日本集団災害医学会主催のコースであり，運営は日本集団災害医学会セミナー委員会が行っている災害研修コースのことである（参考URL：http://square.umin.ac.jp/jadm/）。1997年（平成9年）の第1回コースから年2回ペース（最近では年6回以上の開催となってきている）で継続的に開催し，2013年（平成25年）1月の段階で26回に達している。受講対象や内容については，災害医学教育が普

及していなかった初期の時代には救急隊員などの受講者が多く，災害現場活動に力点をおいていたが，DMAT の編成や同学会主催の MCLS (Mass Casualty Life Support) コースの立ち上げに伴い，重視すべき点を傷病者受け入れ側となる医療機関のスタッフ教育に対応した内容に変更してきたという経緯がある．余談であるが，筆者はこの日本集団災害医学会セミナー委員会の責任者をしているので，この場を借りて少し詳細に記載させていただくこととする．

このコースの主な特徴として，
　①学会主催のコースで，1997年（平成9年）より継続的に開催されている
　②受講対象を災害医療に携わり得るすべての職種とし，チーム医療の実践につなげることを目標の1つにしている
　③教育レベルが基礎レベルである
　④1日コースであり，参加側・指導側の双方にとって負担が少ない
　⑤多数傷病者を受け入れる側の医療機関に主眼をおいている
などがあげられる．

コース内容は3つの幹，1.講義による基礎知識の整理，2.机上シミュレーションによる災害医療対応についての考え方のトレーニング，3.トリアージシミュレーションによる実践的なトリアージ方法の習得，からなる．

ここでは，「3.トリアージシミュレーションによる実践的なトリアージ方法の習得」の実際のコースでの指導方法について紹介する．

(1) JADMS におけるトリアージ指導方法

　JADMS におけるトリアージについての学習は，以下の3段階に分かれている．
　　①講義総論（全体で60分）において，MIMMS で提唱されている大規模災害への体系的アプローチの CSCATTT の紹介のなかでのトリアージの解説
　　　災害医療対応のなかでの"トリアージ"の位置づけと概念を学習するようにしている．

②トリアージシミュレーションの直前に行うトリアージ講義（45分）での集中講義

具体的なトリアージ方法の紹介とトリアージタッグの取り扱い方法について重点的な講義を行っている。

トリアージ方法としては，トリアージが2段階で行われることが多いという状況を踏まえて，一次トリアージとしてのSTART法と二次トリアージとしてのPAT法について講義を行うこととしている。これは，災害医療対応の急性期に活動するDMATとの連携を視野に入れ，DMATの活動と整合性を合わせるようにするためである。すなわち，活動の場所や時相が違っても，共通の言語の使用と概念を共有することで，継ぎ目のない災害医療対応をめざしたいという考えに基づいている。

③トリアージシミュレーションでの実技演習（140分）

前半の55分をSTART法，後半の85分をPAT法の実践にあてている。どちらも受講者がトリアージ役と模擬患者役の両方を経験できるように工夫しているのが特徴である。そうすることで，トリアージを"実施する側"と"実施される側"といった両方の視点から捉え，理解することが可能となるからである。

なお，JADMSの特徴のところでも述べたが，JADMSはあらゆる職種を対象としているので，START法に関しては全員が実施できることを，PAT法に関しては，医師や看護師以外の職種では理解できることを到達目標にしている。

また，このトリアージシミュレーションでは，実際にトリアージタッグに記載していただくことで，記入方法やトリアージタッグの管理についても実践的に学べるようになっている。シミュレーションでのトリアージ体験数は，START法で4症例，PAT法で4症例である。

▶ D. 今後の方向性について

　トリアージの概念については，日本DMAT隊員養成研修であれ，MIMMS，日本集団災害医学会セミナーであれ，共通の理解にあると思われる。しかし，トリアージの方法という点では，上記の各内容にいくつかの相違点がみられる。わが国におけるトリアージの方法論については細部において議論の余地があり，以下のような項目での検討が必要と考えられる。
　①トリアージの方法について
　②トリアージタッグの管理について（記載様式，記載方法，管理手順，誰が行うのか，法的な問題など）
　③トリアージの教育について（対象，到達目標，他国の教育コースとの整合性など）
　トリアージの概念については，災害医療活動のなかで実際に，トリアージを行う役割にあるかどうかは別として，災害医療に携わり得る職種の方々が理解しておくことは必要であると考えられる。
　阪神・淡路大震災や東日本大震災を経験したわが国の災害医療教育を見直す時期に差しかかっており，前述のような検討項目について，日本集団災害医学会を中心とした関係各学会や諸機関が連携し，早急に整備していくことが強く望まれる。

【引用・参考文献】
1) Benson M, et al：Disaster triage：START. Then SAVE-A new method of dynamic triage for victims of a catastrophic earthquake. Prehospital and Disaster Med 11：117-124, 1996
2) 日本集団災害医学会DMATテキスト編集委員会（編），日本救急医学会（編集協力）：DMAT標準テキスト．第1版，p.44．へるす出版，2011
3) Major Incident Medical Management and Support：The Practical Approach at the Scene. Third edition, Advanced Life Support Group, Nov3. 2011

（東岡宏明）

Chapter XI
災害医療におけるトリアージの法律上の問題と対策

NAGAI koju

トリアージとは，多数の患者に対して限られた医療資源（施設・資材・スタッフ）で，可能な限り多くの命を救命するため，緊急度と重症度に応じて区分けすることをいう[*1]。患者は4つのカテゴリーに分類されてタッグが付けられ，第1順位は赤色・最優先治療群，第2順位は黄色・非緊急治療群，第3順位は緑色・軽処置群，第4順位は黒色・死亡及び不処置[*2]とされる。救命措置，搬送，治療の順位は，第1順位から第4順位の順となっている。

　トリアージは社会的に広く認知されるようになり，また，医療関係者の善良な献身的努力によって実施されていることから，①その判断の過程にミスがあった場合や，②看護師や救急救命士のような医師以外の職種がトリアージを行うことについて，当然法的責任を問われることはありえないと考えている医療関係者が多いと思われる。しかし，遺憾ながら，後記のとおり，①の判断にミスがあった場合については現行法では明文による法的な保護規定がないばかりか，②についても救急救命士や看護師が実施する権限について根拠規定はなく，いったん法的問題になればガードできない状態である。本稿では，トリアージの現行法上の法的問題点と，これに対する対策を提言し，医療関係者が安心してトリアージに取り組めるようにするにはどうすべきかについて法律家の立場から論じることにする。

> [*1] 救急医療でも「トリアージ」の概念は用いられているので，ここでは災害時のトリアージに限定して述べる。
> [*2] 用語は厚生労働省（旧・厚生省）がトリアージタッグの標準化をしたときのテキストによる。〔厚生省健康政策局（監）：21世紀の災害医療体制──災害にそなえる医療のあり方．p.41，へるす出版，1996〕

A. トリアージにおける医療関係者の責任

　まず，トリアージにおける判断の過程にミスがあった場合について検討

する。

【1】トリアージの過誤

　災害現場の混乱状態で適切なトリアージを実施することは困難である。文献によれば，トリアージには10％から30％の誤りが発生するとされ，70％以上が適切な判断であれば適正なトリアージと評価されている[3][4]。そこで，トリアージに現行の法律がそのまま適用されると，医療関係者は民事ないし刑事の責任を問われる可能性が生じる。

> ●▶ [3] 『大災害と救急医療』（F. M. バークル Jr. 他(編)，青野 允，他(訳)：p. 65，情報開発研究所，1985）は，トリアージタッグの正確さは70％であるとしている。ただし，実証的な根拠は必ずしも明らかではない。
> [4] JR福知山線脱線事故で，兵庫医科大学の行ったトリアージの検証調査では確定診断との一致率は81.6％とされている。（2011年4月24日読売新聞）

【2】よきサマリア人の法理

　災害医療の医療関係者は「よきサマリア人の法理」[5]によって，自分たちは免責されると信じて活動している者が多いようである。「よきサマリア人の法理」とは，新約聖書を起源としており，災害や急病で人を救うために無償善意の行為をした場合，良識的で誠実な行為であれば失敗しても責任を負わないという法理である。しかし，「よきサマリア人の法理」は英米法で認められる法理であり，大陸法（ドイツ，フランス法）を承継するわが国では適用はない。

> ●▶ [5] アメリカでは現在50州すべてとコロンビア特別区に「よきサマリア人法」が制定されており，ボランティアとして緊急状態にある人に救命手当を実施した人にはそれに関する民事責任を免除するという点で共通する。ただし，緊急の治療行為の免責法であり，トリアージの免責法ではない。

【3】民事責任

まず，損害賠償に関する民事責任について検討する。

1）過失責任

例えば，トリアージの判断を誤り，赤色のタッグをつけるべき患者に誤って黄色ないし緑色のタッグをつけたために最優先の搬送，治療が受けられなくなり，患者が死亡ないし症状が重くなった場合，損害賠償責任を負うことになるだろうか。

医師は患者に対して医療契約[*6]または事務管理[*7]に基づく善良な管理者としての注意義務を負う。その内容は，臨床当時の臨床医学の実践における医療水準（最判昭57・3・30）に従った医療行為が行われたかどうかで判断される。そして，裁判所は，医療行為が「救急医療」の場合も，平常時の医療と同じく医療水準に従った注意義務が必要であると判断しており[*8]，救急医療の特殊性[*9]を考慮することなく，注意義務を平常時の医療の注意義務より軽減することはしていない。

> ● [*6] 医療契約とは，医師と患者の間に成立する契約で，医師には医療行為を行う義務が生じ，患者には医療行為に対する報酬を支払う義務が生じる。通常，契約書を交わすことはないが，患者が診察の「申込」を行い，医師が診察を開始して「承諾」した段階で成立する。
> [*7] 事務管理とは法律上の義務がないにもかかわらず，他人のためにその事務を処理することをいう（民法697条）。飛行機に搭乗中に急病患者が出たとき，乗り合わせた医師が診察するような場合である。
> [*8] 医療における注意義務の基準は，診療当時の臨床医学の実践における「医療水準」（最判昭57・3・30）である。救急医療においてもこの医療水準によるのが原則である。〔太田幸雄（編）：新・裁判実務体系1．医療過誤訴訟法，p. 427，青林書院，2000〕
> [*9] 救急医療の特殊性とは，①患者の特殊性として，ⅰ重症から軽症までの患者の病状の千差万別性，ⅱ現病歴不明で，あらゆる疾病・症状をもつこと，ⅲ外傷，多臓器障害，各種ショックなど，単一診療科で対応できない場合があること，②医師らの特殊事情として，ⅰ患者の受診時期を予想できず常時対応を要請されること，ⅱ当直医はアルバイト医も多く，人数が限定され，専門

> 外の症例も多いこと，ⅱ従前の診療科では対応できないこと（救急医療部が必要であること），③診察の際の特殊性として，ⅰ救急措置が必要であり，最終的病因診断や生理学的診断が重視されること，ⅱ時間的制約から情報が不十分のまま治療を強いられること，ⅲ患者の症状が刻々と急激に変化するところ迅速な治療が必要なことなどがいわれている。しかし，この場合も，注意，問診，説明，検査，入院，経過観察，転医義務などはいずれも免除されない。
> 判例は交通事故による負傷者が外傷性心タンポナーデにより死亡した事案で，二次救急病院の担当医が脳神経外科医であり，頭部CT検査，胸部X線検査は実施したものの，胸部超音波検査を実施しなかったことについて，医師が専門外であったことを考慮せず，医療水準に基づく注意義務に違反するとして医師の過失を認めている（大阪高判平成15・10・24）。

「災害医療」は，救急医療と概念が異なると考えられているが[*10]，上記の判例の考え方からすれば，災害医療においても，注意義務の内容は，平常時の医療と同様の医療水準に従った医療行為が行われたかどうかで判断され，注意義務の程度を平常時の注意義務の程度より軽減はしない可能性がある。したがって，トリアージにおいて過誤があれば平常時の医療と同様の医療水準に従って過失責任を問われることになる。

> ▶ [*10]「災害医療」とは，急激な需要と供給のバランスの変化により，ある地域の医療が絶対的に不足し，他の地域からの支援を必要とする場合の医療と一応定義できる。

2）緊急事務管理

この点，トリアージは，医師と患者の間に医療契約が締結されていないことが通常なので，事務管理となり，緊急事務管理（民法698条）[*11]の適用によって責任が軽減されないかが問題となる。緊急事務管理の適用があれば，医師に悪意（害する意図）または重大な過失（著しい不注意）がなければ免責されることになる。しかし，緊急事務管理は，患者本人の生命・身体に対する急迫の危険を免れさせるために本人に対して措置を行った場合の規定であり，トリアージのように本人だけでなく他の受傷者全体の生命・

身体に対する急迫の危険を免れさせるために行った場合を予定しないので適用は困難である。

> ●▶ *11 緊急事務管理は，本人の身体，名誉または財産に対する急迫の危害を免れさせるために事務管理をした場合は，害する意図または著しい不注意がなければ，損害賠償責任は負わないとする。例えば，飛行機に搭乗中，急病患者が出たとき，乗り合わせた医師が診察したが患者の症状が悪化したような場合でも，医師に害意や著しい不注意がなければ損害賠償責任は負わない。

【4】刑事責任

1）保護責任者遺棄，業務上過失致死傷罪

前記の事例では，赤タッグをつけるべき患者に黄色ないし緑のタッグをつけたために，最優先順位で搬送できなかったことについて患者に対する保護責任者遺棄罪[*12]や，業務上過失致死傷罪[*13]の構成要件に該当する可能性が生じる。

> ●▶ *12 老年者，幼年者，身体障害者又は病者を保護する責任のある者がこれらの者を遺棄し又はその生存に必要な保護をしなかったとき成立する（刑法218条）。
> *13 業務上必要な注意を怠り，よって人を死傷させたとき成立する（刑法211条）。

2）正当行為，緊急避難

この点，正当な業務による行為に該当するとして違法性が阻却される（刑法35条）[*14]と言えないかが問題となる。確かに可能なかぎり多くの命を救命するという目的と，そのための合理的手続きという行為の社会的相当性からすれば，トリアージを行うこと自体は正当業務行為と認められる。しかし，トリアージにおいてミスをしたことまでも直ちに正当業務行為と言えるかは疑問が残り，正当業務行為と認められない可能性がある。

また，緊急避難（刑法37条）[*15]に該当するとして違法性が阻却されるかも問題となる。他人の生命・身体に対する現在の危難を避けるためにやむ

を得ず行ったものとして，トリアージを行うこと自体は緊急避難が成立する可能性は認められる。しかし，トリアージにおいてミスした場合は，「やむを得ずにした行為」とは言えないとして，緊急避難が認められない可能性がある。

> ▶ *14 法令又は正当な業務による行為は，罰しない（刑法35条）。
> *15 自己又は他人の生命，身体，自由又は財産に対する現在の危難を避けるため，やむを得ずにした行為は，これによって生じた害が避けようとした害の程度を越えなかった場合に限り，罰しない（刑法37条）。
> →車を運転中，対向車が突然中央線を越えて来て正面衝突しそうになったので，左に急ハンドルを切って歩道の歩行者を負傷させたような場合である。

【5】小括

以上からすれば，民事でも刑事でも現行法および判例では責任を免れることは相当困難であると言わざるを得ない。

B. トリアージの実施主体

次に，救急隊員，消防職員，救急救命士，看護師など，医師以外の職種のトリアージ実施について検討する。

【1】救急隊員，消防職員，救急救命士，看護師

医師でないものは医業が禁止されている（医師法17条，31条1項）。
しかし，医師が災害現場に直ちに到着することは現実には困難であることから，救急隊員，消防職員，救急救命士，看護師などの医師以外の者がトリアージを実施できるかが問題となる。

【2】医療行為

　この点，トリアージは治療や搬送の優先順位を決めるだけの行為で医療行為ではないのでトリアージが実施できるとの見解もある。

　しかし，判例では医療行為とは「医学的方法をもって行われる行為で医師の医学的専門知識と技能を用いて行うのでなければ生命身体に危険を生じる恐れのある行為」（最判昭56・11・17）と考えられている。このことからすれば，トリアージは「患者の緊急度と重症度を判断する行為」であるから上記定義に該当するものである。また，「診断」とは「患者の症状，検査結果等を総合して病名ないし病態を推測すること」であるところ，「患者の緊急度と重症度を判断する行為」もこれに該当するので「診断」と判断されるものと思われる。したがって，トリアージは法的には医療行為に該当すると言わざるを得ない。

　また，上記医師以外の者の権限について根拠法令を検討すると，①救急隊員の救急業務とは，医療機関等に緊急に搬送する必要がある者を，救急隊によって医療機関等に搬送すること（緊急やむを得ない応急手当も含む）であり，トリアージは含まれていない（消防法2条，9項）。また，②救急救命士が行う救命業務も医師法との関係で医師の具体的な指示を受けて行うことが必要とされており（救急救命士法44条1項），医師の具体的指示のないトリアージは法律上実施できないことになる。③看護師も療養上の世話または診療の補助（医師の指示に基づく診療の補助）を行うこととされているから（保健師助産師看護師法5条）法律上は医師の補助を超えてトリアージを実施する主体になることはできない。

　このように，現行法の条文を形式的にみると，トリアージをする権限は医師以外の上記医療関係者には認められていないと言わざるを得ない。

【3】解釈による救済

　しかし，災害医療において，救急救命士，救急隊員，看護師は現実にト

リアージを実施しており，これらの者のトリアージを抜きに災害医療は成り立ちえない。そこで，上記，保健師助産師看護師法や，救急救命士法のさまざまな解釈によって，これらの者のトリアージが適法であるという説が提唱されている。

　①救急隊員については，緊急やむを得ない応急手当は実施する権限があるところ，緊急やむを得ないことの判断の前提としてトリアージの権限があるとする見解がある。しかし，この見解は通説というわけではないので異なった見解は当然ありうる。

　②救急救命士については，前記の「医師の具体的指示」につき消防庁は公式見解として，日頃から包括的に行われている指示でよいとしている。しかし，法律で敢えて「具体的な指示」と規定している文言に反するのではないかと疑問視する見解がある。

　③看護師については，看護師も医師の指示に基づく診療の補助を行うことができるので（保健師助産師看護師法5条），医師の包括的指示によって，トリアージを行う権限があるとの見解もありうる。しかし，後述のとおり，トリアージに関する厚生労働省の通知はあるが，病院内の救急医療において可能であるとするだけであるから（平成19年12月28日），逆に言えば，災害現場のトリアージは同省も認めていないとみることも可能である。

　以上のように，現行法上の解釈によって，救急救命士，救急隊員，看護師のトリアージの権限を根拠づける見解もあるが，これらは1つの意見にすぎないから，かかる意見を信じて行動しても，後に民事訴訟や刑事訴訟において権限がなかったと争うことは可能である。トリアージの判断にミスがあり，しかもその者にトリアージの実施権限がなかったということになれば，その者の責任は重大となる。

▶ C. 国の見解

　厚生労働省は，平成13年度厚生科学研究費補助金（厚生科学特別研究事業）総括研究報告書である「災害時の適切な Triage 実施に関する研究　平成13年度　総括研究報告」においてトリアージの法的問題をさまざまな角度から検討している。しかし，その内容は，①医師はトリアージの主体性になれること，②それ以外の職種については主体性について肯定説否定説があること，③法の解釈運用が今後の課題になることを述べるにすぎない。この報告は，さらに進んで，トリアージにおける医師の注意義務を軽減したり，医師以外の職種にトリアージの権限を認めるための具体的な方策を提言をしているわけではない。国は，現時点では，トリアージの法的問題の対処については上記報告書の作成で一応終了しているようである。

▶ D. 問題点

【1】保護規定等の不存在

　前述のとおり，トリアージについては医療関係者の保護規定や，医師以外の職種の権限規定が存在しないので，トリアージについての過誤や，実施主体が医師以外の職種の場合に，法律上の問題となり得る状態である。

【2】実際の取り扱い

　もっとも，トリアージに過誤があったとして民事訴訟や刑事訴追がなされて裁判になったとしても，過失（注意義務違反）（結果予見可能性と結果回避可能性）の有無の判断は，①災害の状況（規模，内容，地理的条件，

災害環境），②自然条件（天候・風向き），③患者の人数や態様，④医療関係者など人的条件の状況，⑤収容施設・医薬品などの物的条件などを総合して行うことになろう[16]。そして，「トリアージ時の状況の下で収集可能な情報に基づいて合理的な行動が行われるのであれば，たとえ事後的に別の選択がよりベターであったとしても直ちに法的責任が生じるものではない」ということができる[17]。とすれば，結果として過失が認定されることは極めて稀であると考えられる。

　また，実施主体についても，現実には災害現場に医師がいちばん最初に到着することは困難であり，人員の数からしても救急救命士や看護師などが主体とならなければ，トリアージを実施することは現実に不可能であるから，最終的には，その根拠は何であれ，裁判所は医師以外の職種にもトリアージの実施を認める判断を下さざるを得ないものと思われる。

●▶ [16]（永井幸寿：災害医療に関する法律問題．黒田裕子，酒井明子（編著）：災害看護．第3版，p. 46，メディカ出版，2013）
　　[17] 前掲「災害時の適切な Triage 実施に関する研究」p. 59

【3】法律問題のもたらす影響

　しかし，最終的に法律の解釈などによって民事や刑事の責任が問われない可能性が高かったとしても，いったん医療関係者が，警察によって逮捕され，または訴訟を提起された場合，その受けるダメージは極めて大きく，災害医療の活動の萎縮や，災害医療からの医療関係者の撤退が生じる危険性が極めて高い。

【4】大野病院事件

　災害医療の問題ではないが，大野病院事件を例に考えてみる。2004年（平成16年）に，産婦人科医1人の福島県立大野病院で，前置胎盤と癒着胎盤の合併症の妊婦が，出産時の胎盤の剥離による多量の出血でショック死す

る事故が発生した。これは，事前の予測が困難な合併症であって，医学的に検討しても過失の認定をしがたい医療事故であった。しかるに，警察署は事故の1年後に担当医師を業務上過失致死等で逮捕して拘留した後に起訴した。

当該医師は，4年後の2008年（平成20年）に無罪判決を得たが，逮捕や起訴は深刻な影響を与え，全国で病院が産科医療から撤退し，また，産科医をめざす医師が激減し，わが国の産科医療は壊滅的打撃を受けた。そして，無罪判決が下された後も，産科医療が復活することはなくその後も衰退の一途をたどっている。

▶E. 提言◀

【1】問題点

トリアージにおいても，いったん刑事事件として起訴されあるいは民事訴訟が提起されれば，たとえ事後的に無罪判決や請求棄却判決に至ったとしても関係者に強い打撃を与え萎縮や撤退を招来する危険性が高い。そして，患者の権利意識は年々高まっており刑事告訴や民事訴訟の提起のリスクも高くなっている。これに対して，東日本大震災のような広域の大規模災害はわが国では予想されるところであり，トリアージの重要性はますます増加している。

かかる事態において医療関係者が何らの不安を感じることなく災害医療に専念できる環境を整備することは極めて重要である。そこで，筆者は災害医療の医療関係者を免責させるための立法措置を提言することにした。

【2】活動

1）法律家の反応

　筆者は，日本弁護士連合会の災害復興支援委員会の委員長を4期務めたことがあり，この委員会でトリアージの法的問題点の検討を提案したが，法律家はこの問題に関心がほとんどなく顧みられることがなかった[*18]。

> ●▶ *18 大野病院事件についても同様であるが，遺憾ながら，法曹関係者には司法官憲に対する医療の脆弱性とその弊害について問題意識がほとんど認められない。大野病院事件は法律家の関心をほとんど呼んでおらず，富岡警察署は医師の逮捕について県警本部長賞を受賞している。

2）トリアージ研究会

　そこで，筆者の所属する関西学院大学災害復興制度研究所で，トリアージ研究会を立ち上げ，医師，看護師，救急救命士，研究者，弁護士などで1年間研究を行い，法案を策定して2012年（平成24年）3月3日に同研究所で発表を行った[*19]。

> ●▶ *19 関西学院大学災害復興制度研究所2011年度研究報告会，同研究所「災害復興研究」第4号「災害医療におけるトリアージの法律上の問題点」永井幸寿，2012.
> 「災害医療におけるトリアージをめぐる法的課題の検討」トリアージ研究会，2012.

3）立法提案

　立法提案は「災害医療における医療機関関係者の免責等に関する法律」（案・仮称）として，内容は以下のとおりである。

第1条（目的）
　本法は，災害医療において実施されるトリアージに関する規定，及び，災害医療の現場において救助を実施した者の法的責任に関する規定を定め，災害医療が適切に実施される基盤を整備することにより，国民の健康・福利を増進することを目的とする。

第2条（定義）
　1　本法において災害医療とは，医療に関して急激な需要と供給のバランスの変化により，ある地域の医療が絶対的に不足し，他の地域からの支援を要する場合の医療をいう。
　2　本法においてトリアージとは，利用可能な医療資源を医療需要が超えた場合に，医療実施の優先順位をつける作業をいう。

第3条（トリアージを行いうる者）
　看護師または救急救命士は，トリアージに関して厚生労働省の定める研修を受け，所定の知識経験を有すると認められる場合には，トリアージを実施することができる。

第4条（免責）
　1　災害医療に関して救助を行った医療関係者は，そこでなされた医療行為について，故意又は重過失がない限り，それによって生じた結果に対して，刑事上または民事上の責任を問われない。
　2　トリアージを実施した者は，実施当時の各専門職の有すべき医学的知見に応じて相当な注意を払って実施した場合に，それにより生じた結果に対して，刑事上または民事上の責任を問われない。

第5条（制度整備の努力義務）
　国は，トリアージに関して国民の知識・理解を深めるための啓発活動を行うとともに，医療関係者に対して，トリアージの理解と実践にかかる教育制度，ならびに，その実施に伴う精神的負担を軽減する制度を整備する責務を負う。

4）法案の説明

①第1条で，災害医療が適切に実施される基盤を整備することにより，国民の健康福祉を増進することを目的とした。医療従事者のみを保護する規定であると誤解されないためにトリアージによって国民の健康福祉増進を目的とすることを定めたのである。

②第2条で，「災害医療」と「トリアージ」の定義を定めた。「災害医療」は，医療に関して急激な需要と供給のバランスの変化により，ある地域の医療が絶対的に不足し，他の地域からの支援を要する場合の医療とした。「トリアージ」は，利用可能な医療資源を医療需要が超えた場合に，医療実施の優先順位をつける作業として，災害時におけるトリアージに限定した。

③第3条でトリアージの実施者として，看護師，救急救命士のうち，厚生労働省の定める研修を受け，所定の知識を有すると認められる場合にトリアージを実施できるものとした。実施者として医師のみでは実態に合わず，他方で無制限に拡大できないので，医師と同程度か類似の水準に達するものとしたのである。

④第4条の免責について，第2項で，トリアージを実施した者は，実施当時の各専門職の有すべき医学的知見（情報）に応じて，相当な注意を払った場合は，結果につき，民事刑事の責任を問われないものとした。前掲の「トリアージ時の状況の下で収集可能な情報に基づいて合理的な行動が行われるのであれば，たとえ事後的に別の選択がよりベターであったとしても直ちに法的責任が生じるものではない」とほぼ同趣旨である。民事の場合の証明責任は患者側にあり，また，刑事の場合の証明責任は検察官側にある。したがって，医療関係者に責任を負わせるには，「実施当時の各専門職の有すべき医学的知見（情報）に応じて，相応の注意を払わなかったこと」を患者ないし検察官が証明しなければならないことになる。

⑤第4条については，第1項で災害医療における医療関係者の医療行

為について，故意又は重大な過失がない場合の免責規定を設けた。これはトリアージよりさらに広く，災害医療全般についての免責規定である。現行法では，前記のとおり緊急事務管理の規定があり，害意又は重大な過失がない場合は免責される旨の定めはあるが，同規定は民事のみ適用があり刑事の適用がないこと，災害医療関係者が一定の場合免責されることを明確にする必要があることから，明文を設けたものである。

⑥第5条で，国の努力義務として，トリアージの啓発活動の実施，医療関係者の教育研修制度・精神的負担を軽減する制度の整備義務を定めた。精神的負担を軽減する減制度とは，黒タッグの判定における医療関係者の精神的負担へのケアのことである。

5）具体的な立法化

上記の法案は，単に学会で提言するだけでなく，これを法律または省庁のガイドラインなどの形で具体化することが必要である。そこで，民主党政権当時の国会議員などを通じて所轄省庁との接触を図ったところ，①法律の制定はハードルが高いが通知なら実現可能性が高い，②現場からのニーズが提示されれば実現しやすい，との助言を得た。

①については，すでに夜間休日の救急医療における看護師のトリアージについて，これが可能である旨の厚生労働省医政局長の各都道府県知事宛の通知が発せられている[20]。そこで，これに倣って，災害時のトリアージが可能である旨の通知を発してもらうことが考えられる。

通知とは，国民に対する拘束力をもつ法律とは異なり，行政庁が，ある事項を，特定または不特定の者に知らせる行為であり，上記の通知は都道府県知事に対する要望にすぎない。したがって，上記通知には法的拘束力が生じるわけではないが，自治体や医療機関に対して厚労省の見解が周知され，これが準則になって事実上の拘束力をもつことになり，紛争を予防することにかなりの効果が期待できる。

また，②の現場のニーズは，「立法事実」に相当する。立法事実とは法律

の正当性を支える社会的事実であるが，官庁や議員を説得するために最も効果的な資料である。トリアージでは，幸い，医療関係者の法的責任を追及した事例は存在しないが，アンケートなどによってニーズを確認することは可能と考える。災害医療関係の学会，大学などの教育機関および病院などでアンケートが行われれば，その結果は現場のニーズとして効果的な資料となろう。

▶ ＊20 平成19年12月28日厚生労働省医政局長通知（医政発第1228001号）
医師の加重労働を軽減するための適切な役割分担を目的とするものではあるが，「救急医療における医療の優先順位の決定」として，「事前に，院内において具体的な対応方針を整備していれば，専門的な知識及び技術を持つ看護職員が，診療の優先順位の判断を行うこと」は可能であるとしている。内容は以下のとおりである。

救急医療等における診療の優先順位の決定

「夜間休日救急において，医師の加重労働が指摘されている現状に鑑み，より効率的運用が行われ，患者への迅速な対応を確保するため，休日や夜間に診療を求めて救急に来院した場合，事前に，院内において具体的な対応指針を整備していれば，専門的な知識及び技術を持つ看護職員が，診療の優先順位の判断を行うことで，より適切な医療の提供や，医師の負担を軽減した効率的な診療を行うことが可能となる」

6）今後について

前述の法規や通知を実現するには，最も利害関係があり，また現場をよく知る医療関係者の積極的なバックアップが不可欠である。筆者は，平成25年に神戸で，平成26年に東京で開催された日本集団災害医学会で，本稿の内容を発表する機会をもち，出席した医療関係者に高い関心をもっていただくことができた。しかし，遺憾ながらまだ大部分の医療関係者においてトリアージの法的問題の重要性が認識されているとは言い難い。この場を借りて災害医療に従事する関係者にご理解とご協力をお願いしたい。

（永井幸寿）

Index（索引）

◆数字・英文◆

【数字】
3 Ts 8, 84
【A】
ADDIE モデル 167
Analysis 167
【B】
Biological 138
【C】
Casualty Clearing Station 48
CBERN 138
CBRNE 138
Chemical 138
Cold Zone 139
complex emergencies 5
CRT(capillary refill time) 59
CSCATTT 92, 111, 164
【D】
Decontamination 143
Design 168
Development 172
DIP 64
dirty bomb 153
Disaster Triage 154
DMAT 49, 56, 106, 176, 198
【E】
Evaluation 173
Explosive 138
【F】
Field exercise 170
FIFAワールドカップ大会 121

【G】
gate control 142
GIO (general instructional objective) 167
Golden Hour 55
【H】
Hot Zone 139
【I】
IAEA 152
ICRP 152
Implementation 173
improvised nuclear device 153
ISD (Instructional System Development) 167
ISS 17
【J】
JADMS 203
JATEC™ 201
JMTDR 194
JNTEC™ 201
JPTEC™ 63, 182, 201
JTAS (Japan Triage and Acuity Scale) 176
Jump START 法 70
【L】
Larrey 7
Load & Go 55
【M】
MCI 118
MCLS (Mass Casualty Life Support) 176, 204

225

medical surge capacity　154
METREPOL　161
MIMMS (Major Incident Medical Management and Support)　92, 198
MIMMS 日本委員会　201
Moulage　186
【N】
Nuclear　138
nuclear or radiological emergency　152
【O】
over triage　70
【P】
PAT 法 (Physiological and Anatomical Triage)　17, 45, 62, 198
PDD (Preventable Disaster Death)　8, 54
PPE (personal protective equipment)　87
PostDECON Triage　143
PreDECON Triage　143

Preventable Death　8
PTD (Preventable Trauma Death)　55, 113
PTSD　2
【R】
Radiological　138
【S】
SBO (specific behavioral objective)　167
SCU (Staging Care Unit)　128, 198
START 法 (Simple Triage and Rapid Treatment)　13, 38, 57, 98, 130, 198
【T】
Tabletop exercise　170
TO (Triage Officer)　12, 67
TRTS　17, 79, 81, 202
TTT　8, 54, 104, 164
【W】
Walking wounded　87
Warm Zone　139

Index（索引）

◆和文◆

【あ】
愛知万国博覧会　123
赤タッグ（群）　75, 95
安全境界線　155

【い】
医事衛生コマンドセンター　124
医師帯同方式　185
医師の具体的指示　215
医師の包括的指示　215
遺体安置所　76, 86, 100
一次トリアージ　45, 56, 198
一般目標　167
医療介入のカテゴリー　161
医療契約　210
医療行為　214
医療統合責任者　12
インストラクター　188
院内災害対策本部　93

【う】
ウォームゾーン　139, 149
牛追い技法　97

【え】
エマルゴトレインシステム®　178

【お】
大野病院事件　217
お祭り　123

【か】
外傷スコア　17
外傷標準化教育　201
外部被ばく　154
解剖学的指標　132
解剖学的評価　61, 80, 202
外来トリアージ　7
核・放射線緊急事態　152
過失　216

過大評価　70
神の声　110, 183
簡易核兵器　153
管轄消防機関　125
管轄保健所　125
観客救護　125
感染症指定病院　139

【き】
気候的因子　124
机上演習　170
黄タッグ（群）　76, 95
救急医療の特殊性　210
救急業務　214
救急車の周回路　78
救急車搬出サイト　13
救護コーディネーター　127
救護ボランティア　127
急性放射線症候群　157
救命業務　214
緊急事務管理　211, 222
緊急避難　212

【く】
空間線量率　153
クラッシュ症候群　88
黒タッグ　12, 28, 61, 76, 94

【け】
刑事事件　218
刑事責任　212, 218
血液幹細胞移植　158
ゲートコントロール　149
減災対策　135
原子力災害・核災害　152
現場救護所　48, 77

【こ】
広域医療搬送　88

広域自然災害　95
広域搬送　78
肯定的教育手法　189
公的支援　127
行動目標　167
広範囲熱傷　88
国際緊急医療チーム　194
国際原子力機関　152
国際放射線防護委員会　152
個人被ばく線量評価　154
個人防護装備　87
コールドゾーン　139, 149
コンサートイベント　125
コントロール　191
【さ】
災害医療　211, 220
災害医療コーディネーター　114
災害医療における医療機関関係者の免責等に関する法律　219
災害拠点病院　110
災害サイクル　2
災害時要援護者　61, 66, 80, 87, 111
災害トリアージ　154
サイトカイン療法　158
サーキット　124
三次被ばく医療機関　157
【し】
自己申告式　185
自助・共助　49, 166
事前協議　128
自然災害　4, 134
実働演習　170
自動車レース場　124
事務管理　210
収益的問題　127
集客イベント　118, 127
集客イベント救護体制　121
重症度判定　16

集団事故　95
収容エリア　52
受傷機転　61, 66, 80
消化管症候群　158, 161
傷票　7
傷病者救護プロトコル　128
傷病者集積場所　49, 67, 129
傷病者動線　149
情報班責任者　12
証明責任　221
初期評価　40
除染　143, 155
除染後トリアージ　143
除染テント　151
除染前トリアージ　143
人為災害　4
神経・血管系症候群　161
診断　214
心的外傷後ストレス障害　2
診療の補助　214
【す】
ステージングケアユニット　128
【せ】
成人教育　166
正当業務行為　212
生命安定化治療　128
生理学的指標　132
生理学的徴候　80
生理学的評価　62, 202
前駆症状　159
染色体異常分析　157
【そ】
造血系症候群　161
爪床毛細血管再充満時間　59
外側警戒線　77
ゾーニング　87, 142, 149
【た】
第一印象　130

228

Index（索引）

第１順位搬送群　75
第２順位搬送群　76
第３順位搬送群　76
第４順位搬送群　76
体表面汚染　154
多数傷病者対応　164
ダーティー爆弾　153
【ち】
地域医師会　125
地域コミュニティー　165
地下鉄サリン事件　141
注意義務違反　216
治療エリア　13
治療優先順位　9, 20
【つ】
通知　222
【て】
ディブリーフィング　192
デモンストレーション　191
電子トリアージシステム　28, 180
【と】
東京マラソン　121
東京都イベントガイドライン　122
到達目標　190
動的な過程　74
特殊災害　5
(独)放射線医学総合研究所　153
トリアージエリア　13, 67, 97
トリアージ回診　134
トリアージ区分　134
トリアージ結果シート　132
トリアージ研究会　219
トリアージタッグの記載要領　37
トリアージタッグの裁量部分　23, 36
トリアージタッグの標準化部分　23
トリアージタッグの複写部分　70
トリアージチーム　12, 67
トリアージナース　9, 195

トリアージの過誤　209
トリアージの評価　15
トリアージポスト　67, 92, 97
トリアージ用改訂外傷スコア　202
【な】
内部汚染　154
長野オリンピック　124
【に】
二次トリアージ　13, 45, 56, 79, 98, 198
二次評価　40
日本DMAT　175, 194, 198
日本集団災害医学会　193, 223
日本集団災害医学会セミナー　177, 198, 203
日本プロサッカーリーグ　121
【ね】
熱中症　125
【は】
花火会場　123
阪神・淡路大震災　182
搬送拠点　128
搬送手段の選択基準　78
搬送トリアージ　69, 74, 79
【ひ】
否定的なインパクト　192
被ばく医療機関　139
被ばく線量　154
皮膚症候群　161
標準トリアージ　56
【ふ】
複合型災害　5
福祉避難所　112
福島第一原発事故　153, 179
防ぎえた外傷死　55, 113
防ぎえた災害死　8, 54, 106
防ぎえた死　53
ブリーフィング　190
プレゼンテーションスキル　188

229

プロ野球ホームグラウンド　122
【ほ】
保安境界線　155
放射性プルーム　153
放射線サーベイ　155
法的拘束力　222
ホットゾーン　139, 149, 156
【ま】
マスギャザリング　118
【み】
緑タッグ（群）　76, 95
民事責任　210
民事訴訟　218
【む】
ムラージュ　104, 171, 186
【め】
メディカルラリー　182

【も】
模擬患者研究会　188
モータースポーツイベント　125
モバイルAED隊　122
【ゆ】
優先順位　12, 35, 82
【よ】
よきサマリア人の法理　209
【ら】
ライフガード　127
ランニングドクター　121
【れ】
レース医療　125
【ろ】
ロードアンドゴー　55
【わ】
忘れられる被災者　100

1人でも多くの命を救うために
トリアージ──日常からトリアージを考える

2014年5月28日 第1版第1刷発行 ⓒ

監　修　山本保博，鵜飼　卓
編　集　二宮宣文，山口孝治
発行者　佐藤荘介
発行所　株式会社　荘道社
　　　　〒102-0072　東京都千代田区飯田橋1-7-10
　　　　電話 03-3222-5315　FAX 03-3222-1577
　　　　http://www.soudousha.co.jp/

印刷・製本　三報社印刷 株式会社
表紙・カバー・本扉デザイン　株式会社 デザインコンビビア

乱丁・落丁本はお取替えいたします。　　　　　Printed in Japan
無断転載禁　　　　　　　　　　　　　　　ISBN978-4-915878-98-5

JCOPY 〈(社)出版者著作権管理機構 委託出版物〉
本書の無断複写は著作権法上での例外を除き禁じられています。
複写される場合は，そのつど事前に，(社)出版者著作権管理機構
(電話 03-3513-6969，FAX 03-3513-6979，e-mail：info@jcopy.or.jp)
の許諾を得てください。